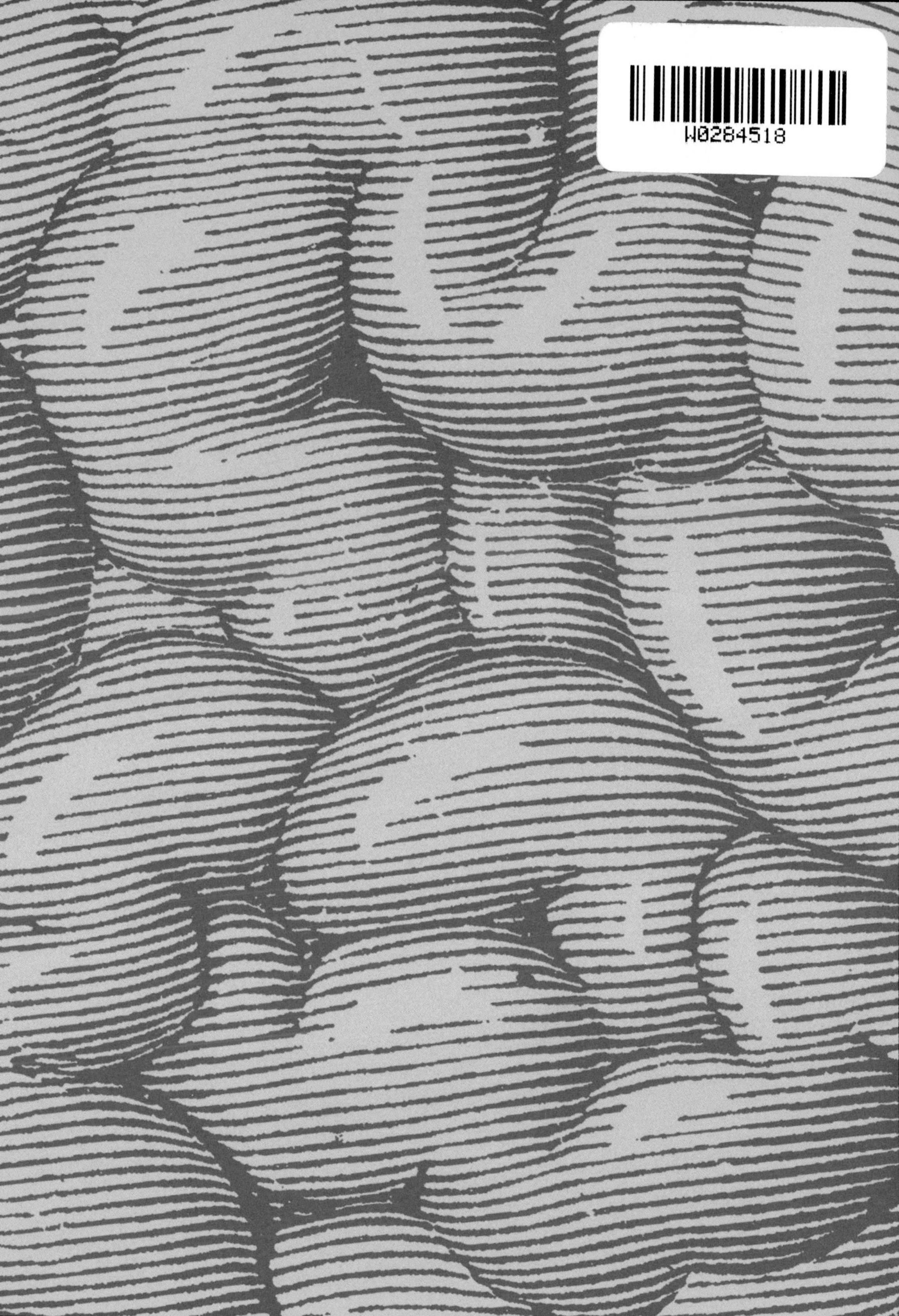

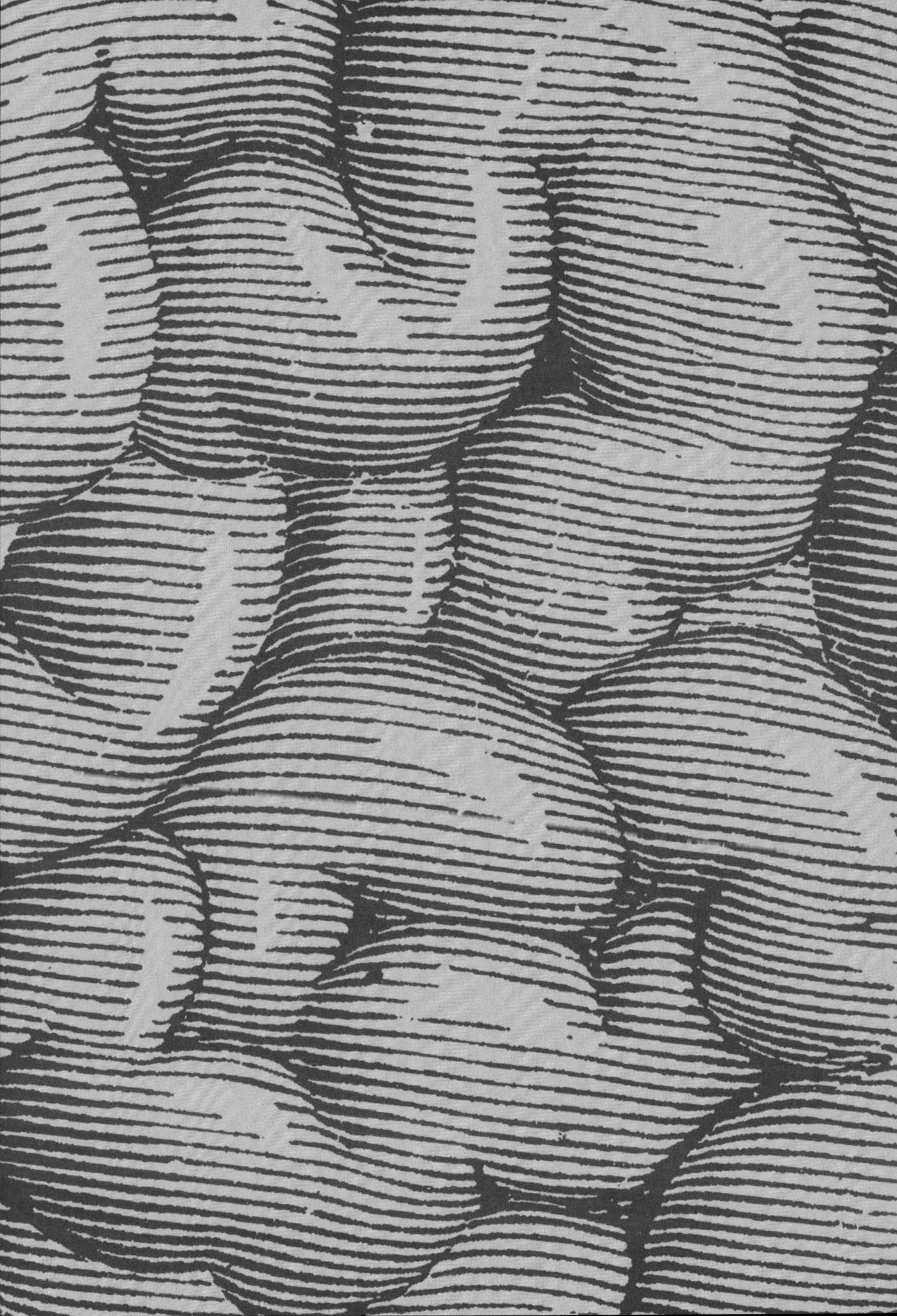

GRAY'S ANATOMIE RÄTSELBUCH

Die Originalausgabe erschien 2020 unter dem Titel: *Gray's Anatomy Puzzle Book*

Postbus 72, 5330 AB Kerkdriel, Niederlande

Text von Gabrielle M Finn
Rätsel von Gareth Moore

Leitende Lektorin	Nicki Davis
Lektor	Joe Hallsworth
Korrektorin	Caroline Curtis
Layout	Isabel Eeles

Übersetzung aus dem Englischen:
Nina Kavelar, Köln; Daniela Schmid, Wien
Redaktion und Satz der deutschen Ausgabe:
Print Company Verlagsges.m.b.H., Wien

Printed in China

ISBN 978-94-6359-597-1

GRAY'S ANATOMIE RÄTSELBUCH

Können sie Ihren Schädel von Ihrem
Schlüsselbein unterscheiden?
Das Schienbein von der Luftröhre?
Überlegen Sie noch einmal …

GARETH MOORE
GABRIELLE M. FINN

Librero

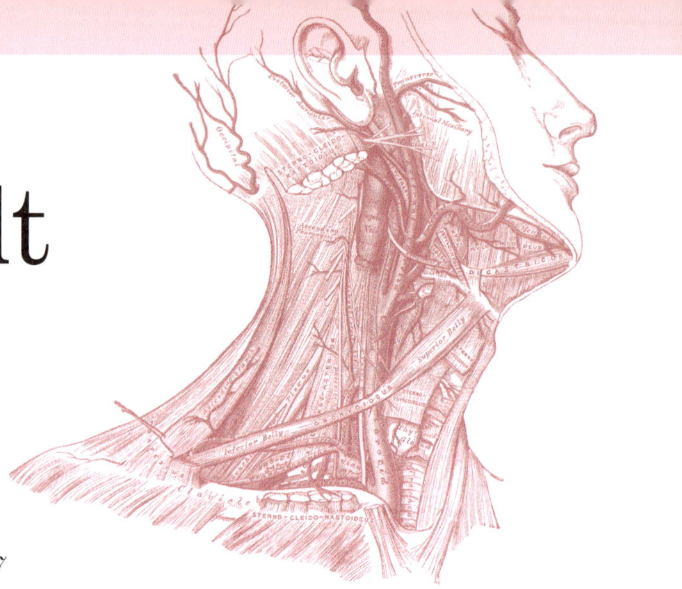

Inhalt

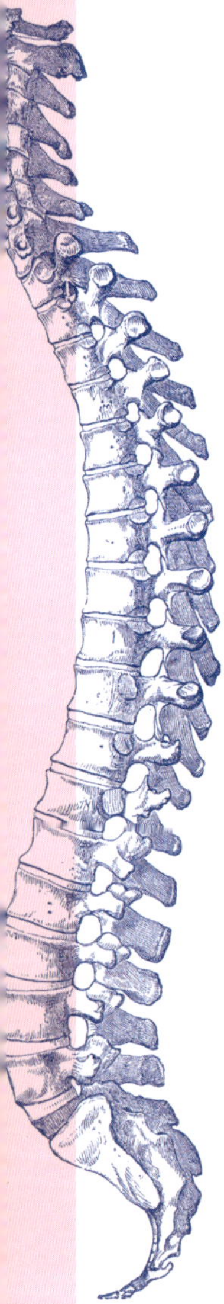

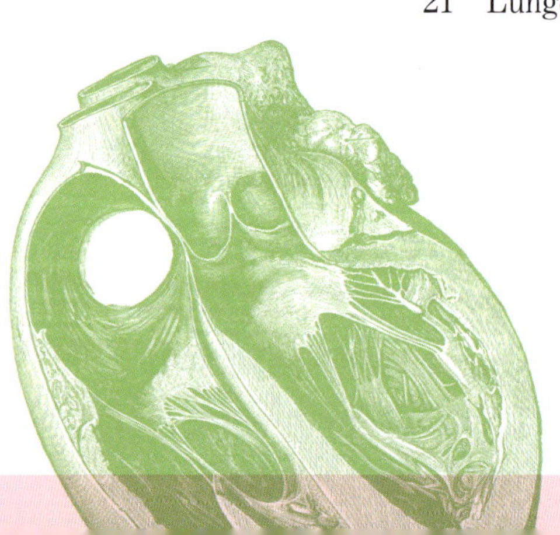

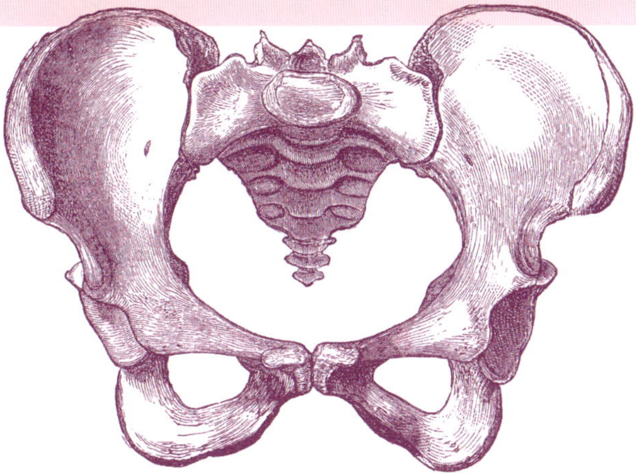

BAUCH

BECKEN

KÖRPERSYSTEME

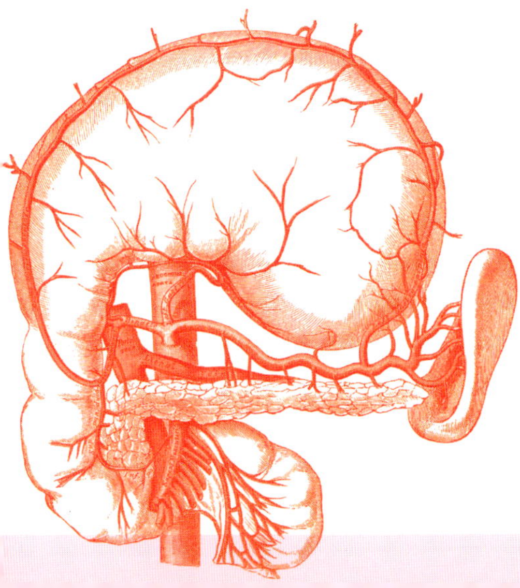

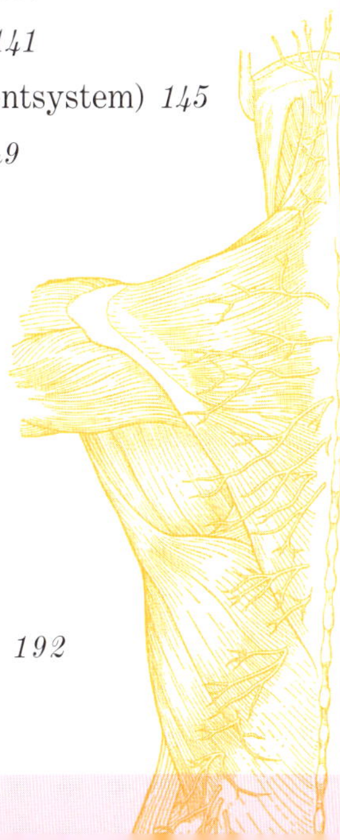

Die Rätsel

Die Lehre vom menschlichen Körper ist komplex und faszinierend. Zu ihr gehört auch ein Fachwortschatz, der nicht unbedingt leicht einprägsam ist. In diesem Buch wird nicht alles erklärt oder benannt, aber es bietet einen gut nachvollziehbaren Überblick über den Aufbau und die Funktionsweise des Körpers.

Lesen Sie die Einleitungstexte zu den einzelnen Körperteilen, um mehr über jeden anatomischen Bereich zu erfahren, und suchen Sie darin nach Hinweisen. Im Anschluss finden Sie einige Denkaufgaben, begleitet von Illustrationen aus dem Standardwerk der Anatomie, *Gray's Anatomie*. In jedem dieser Rätsel setzen Sie sich mit der menschlichen Anatomie und Physiologie auseinander. Die unterhaltsamen Denkaufgaben werden Sie auf viele verschiedene Arten fordern – Beobachtungsgabe, Allgemeinwissen, Anagramme, Codes, Suchrätsel, Kombinieraufgaben und Logik.

Lösen Sie die Rätsel allein oder zusammen mit Freunden. Die Reihenfolge ist dabei egal. Manche Rätsel sind einfach strukturiert, an anderen müssen Sie schon etwas länger knobeln und sich genauer mit den Hinweisen beschäftigen – damit Sie zurückblättern müssen und alles entdecken, was Sie zuvor vielleicht übersehen hatten.

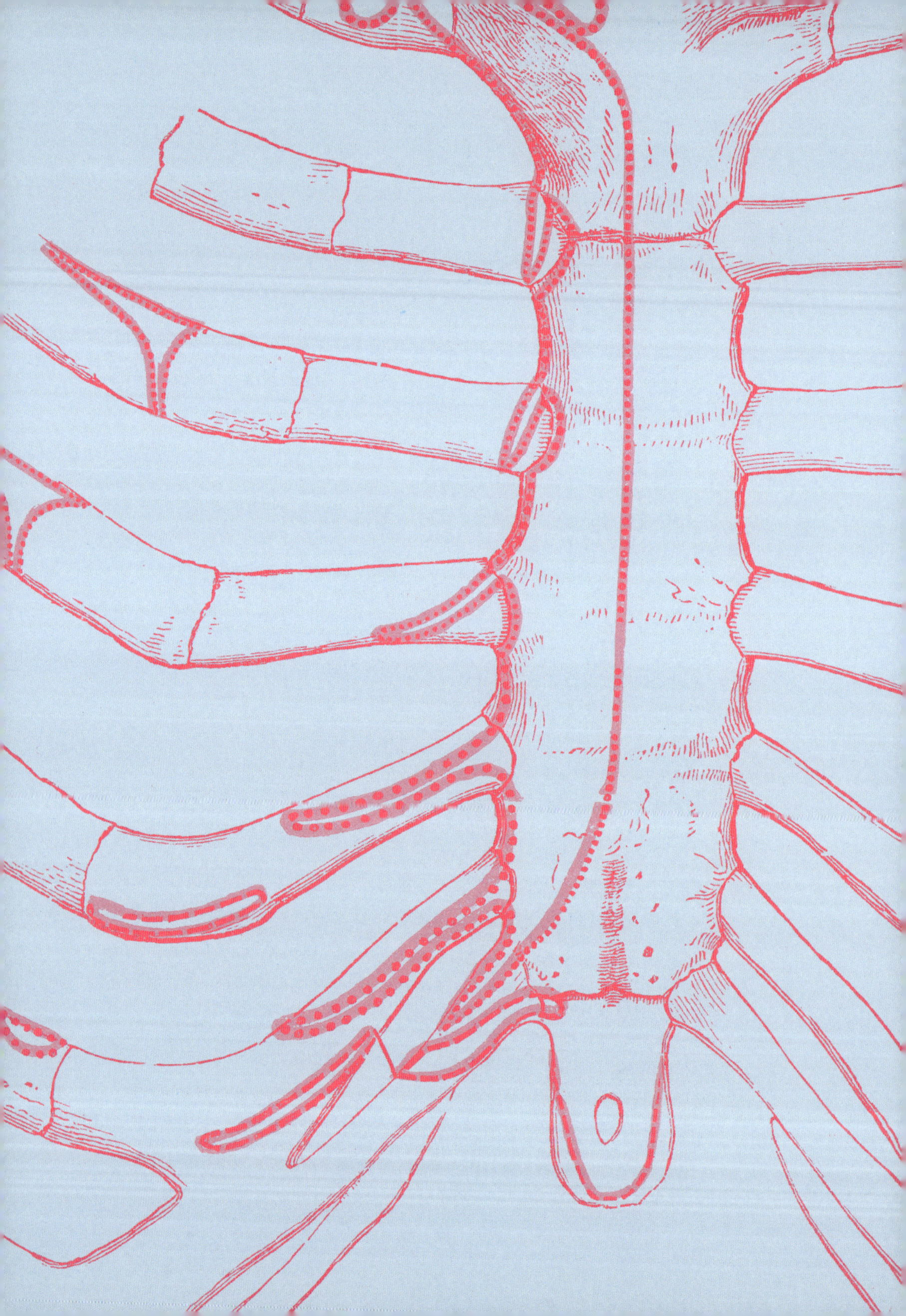

01

RIPPEN UND RIPPENKORB

Der knöcherne Thorax oder Rippenkorb ist ein Teil des Achsenskeletts und dient dem Schutz von Herz und Lunge. Er besteht aus zwölf Rippenpaaren, ihren Rippenknorpeln und dem Brustbein.

Die Rippen sind am Rücken („dorsal“) mit den 12 Brustwirbeln, Th1 bis Th12 verbunden. Die Rippen sind gebogene, abgeflachte Knochen. Jede Rippe, nummeriert von 1–12, ist dorsal mit einem dazugehörigen Brustwirbel verbunden. An der Vorderseite („ventral“) sind die Rippen durch die Rippenknorpel mit dem Brustbein verbunden.

Die Rippen werden in echte, falsche oder freie Rippen unterteilt. Die echten Rippen sind die Rippen 1–7, da ihre Rippenknorpel direkt mit dem Brustbein verbunden sind. Die Rippen 8–12 sind falsche Rippen, denn ihre Rippenknorpel sind nicht direkt mit dem Brustbein verbunden. Die Rippen 11 und 12 sind die freien oder „fliehenden“ Rippen, die gar nicht am Brustbein ansetzen. Die Rippenknorpel der Rippen 11 und 12 enden im Muskelgewebe der vorderen Bauchwand.

Das Brustbein („Sternum“) ist ein länglicher, platter Knochen, der die Form einer Krawatte hat. Es besteht aus drei Teilen: dem Handgriff, dem Körper und dem Schwertfortsatz.

RIPPEN ZUORDNEN

Die Rippen werden als echte oder falsche Rippen bezeichnet, je nachdem, ob sie mit dem Brustbein verbunden sind.

Können Sie anhand der Informationen im Text die freien Felder neben der Illustration ausfüllen und die jeweilige Rippe als echt oder falsch bezeichnen?

Eine der betreffenden Rippen ist außerdem eine freie Rippe, aber welche?

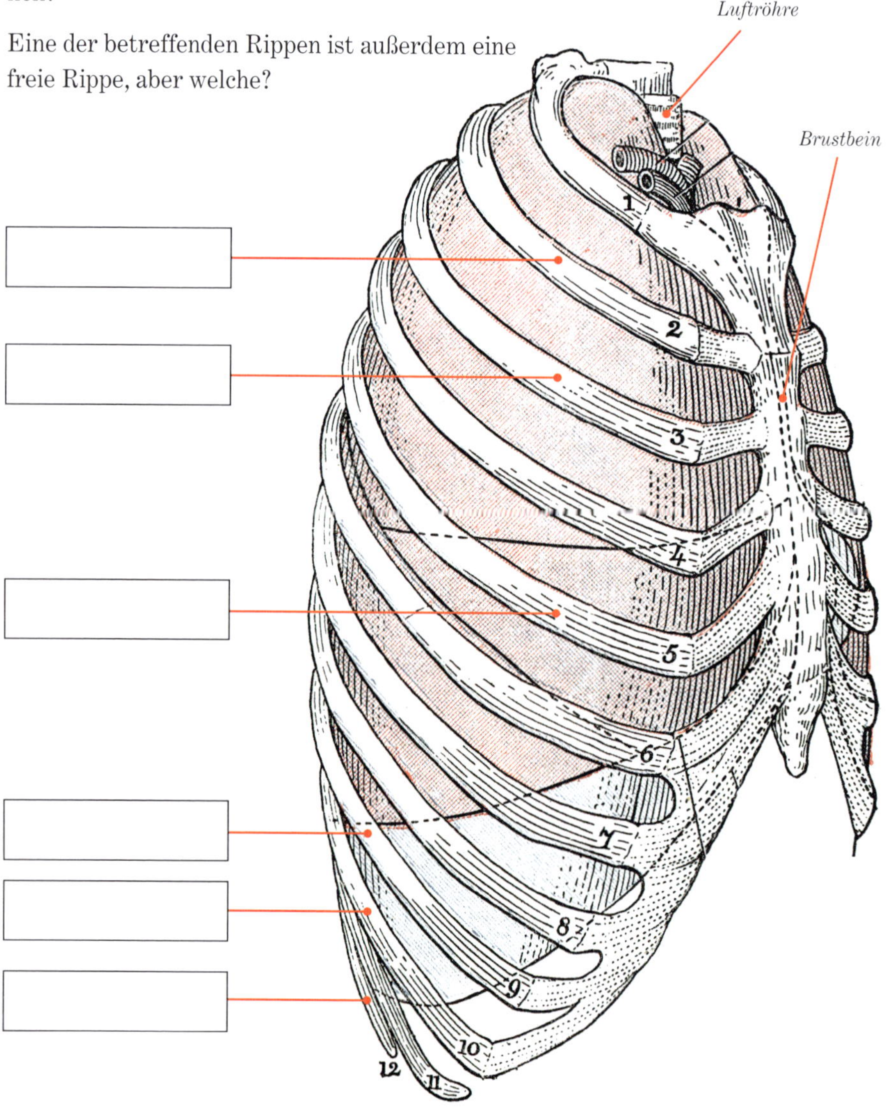

BUCHSTABEN SUCHEN

Können Sie die folgenden Fragen zum Rippenkorb beantworten?

Die für die Antworten benötigten Buchstaben sind angegeben, aber es fehlen jene Buchstaben, die auch im Wort „ANATOMIE" vorkommen.

Ermitteln Sie die Lösungen mithilfe Ihres Allgemeinwissens und den vorhandenen Buchstaben, die im gesuchten Wort zu finden sind.

1. Wie lautet der lateinische Name für den platten Knochen, der sich an der Vorderseite des Rippenkorbs befindet?
   SRU
2. Wie viele Rippen gibt es, wenn man jedes Paar als zwei Rippen zählt?
   VRUDZWZG
3. Welchen Vorgang unterstützen die Muskeln am Rippenkorb?
   UG
4. Wie heißen die drei Teile, aus denen das Brustbein besteht?
   a) HDGRFF
   b) KÖRPR
   c) SCHWRFRSZ
5. Eine echte Rippe bildet eine Gelenkverbindung mit zwei Knochen. Einer davon ist der aus Frage 1. Welcher ist der andere?

   Einer der BRUSWRBL

UM DIE ECKE DENKEN

Diese verschlüsselten Worträtsel beschreiben anatomische Begriffe aus diesem Kapitel. Können Sie herausfinden, welche gemeint sind?

1. Der Busen kommt vor dem Aufsehen (11)
2. Vorname des Rächers der Armen und Kräuselpapier durcheinandergewürfelt (10)
3. Himmelskörper und Vorwort der Umkreisung (7)

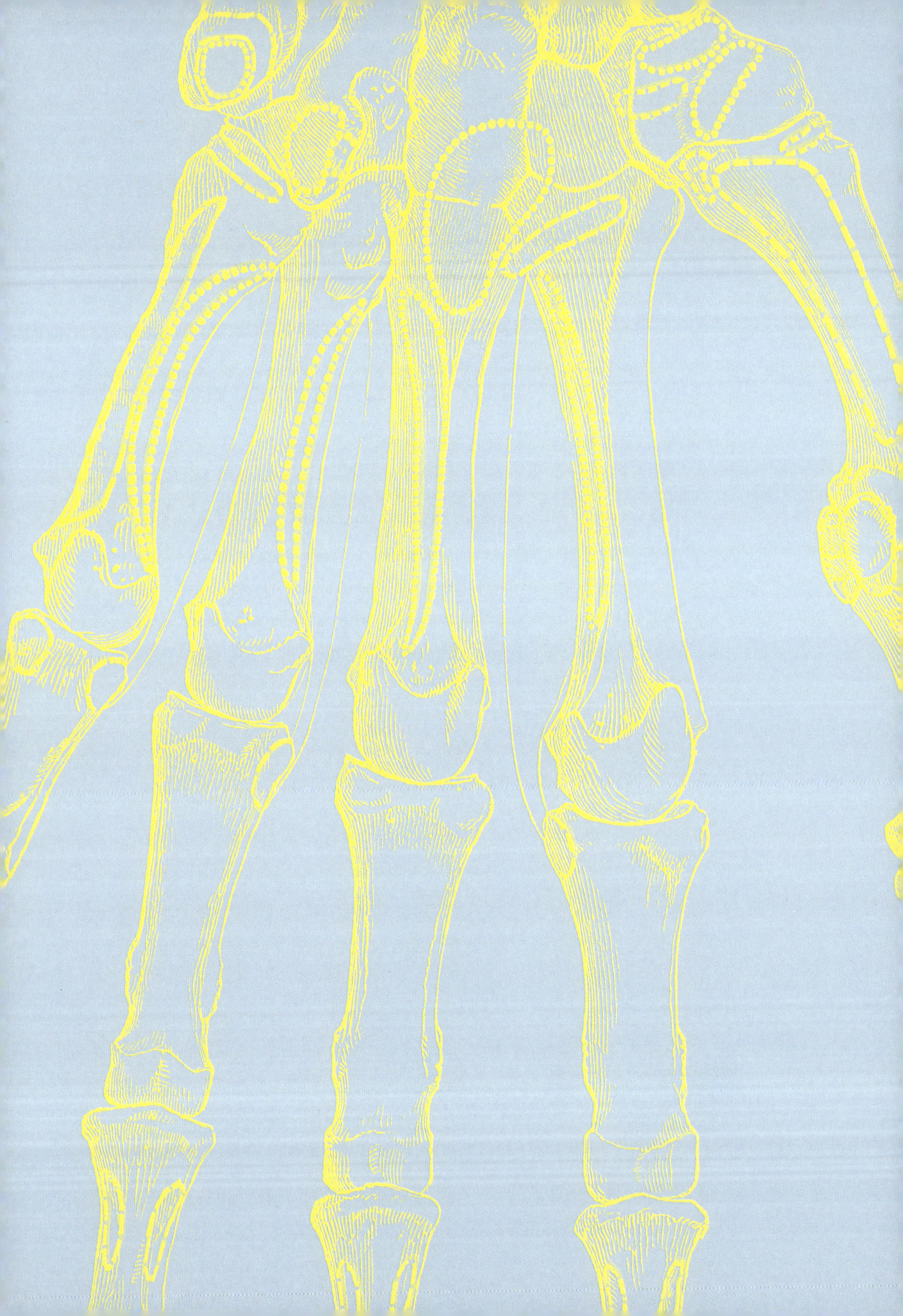

02 HAND UND HANDGELENK

Die Hand ist ein Körperglied, das sich am Ende der oberen Extremität (dem Arm) befindet. Mit ihr greifen und halten wir. In den Händen befinden sich zahlreiche Nerven, vor allem in den Fingerspitzen, die dadurch ein stärkeres Tastempfinden haben als andere Körperteile. Die Hand hat fünf Finger, einer davon ist der opponierbare Daumen, der uns das Greifen ermöglicht. Die vielen Knochen, Muskeln und Sehnen der Hand sorgen dafür, dass sie so vielseitig beweglich ist.

Die Knochen der Hand werden in drei große Gruppen unterteilt: die Handwurzel-, die Mittelhand- und die Fingerknochen. Die Handwurzel besteht aus acht unregelmäßig geformten Knochen im Bereich des Handgelenks. Von den Knochen der Hand liegen sie der Körpermitte am nächsten – sie liegt also proximal.
Als Nächstes kommen die fünf Mittelhandknochen, die alle mit jeweils einem Finger verbunden sind. Die Fingerknochen sind am stärksten distal gelegen (also am weitesten von der Körpermitte entfernt). Bis auf den Daumen, der zwei Knochen hat, bestehen alle Finger aus drei Knochen. Der Daumen wird als opponierbar bezeichnet, was bedeutet, dass er den anderen Fingern gegenüberliegt und sie berühren kann. Diese Bewegung brauchen wir, um greifen zu können.

Das Handgelenk ist ein komplex aufgebautes Gelenk und das Bindeglied zwischen Hand und Unterarm. Es wird aus den Handwurzelknochen sowie den beiden langen Knochen des Unterarms – Elle und Speiche – gebildet. Manche der Handwurzelknochen sind nach ihrer Form benannt, zum Beispiel das Mondbein, das ein halbmondförmiger Knochen ist, oder das Erbsenbein, der kleinste Handwurzelknochen, das sich an der Seite des kleinen Fingers befindet und die Form einer Erbse hat.

Hand: dorsal

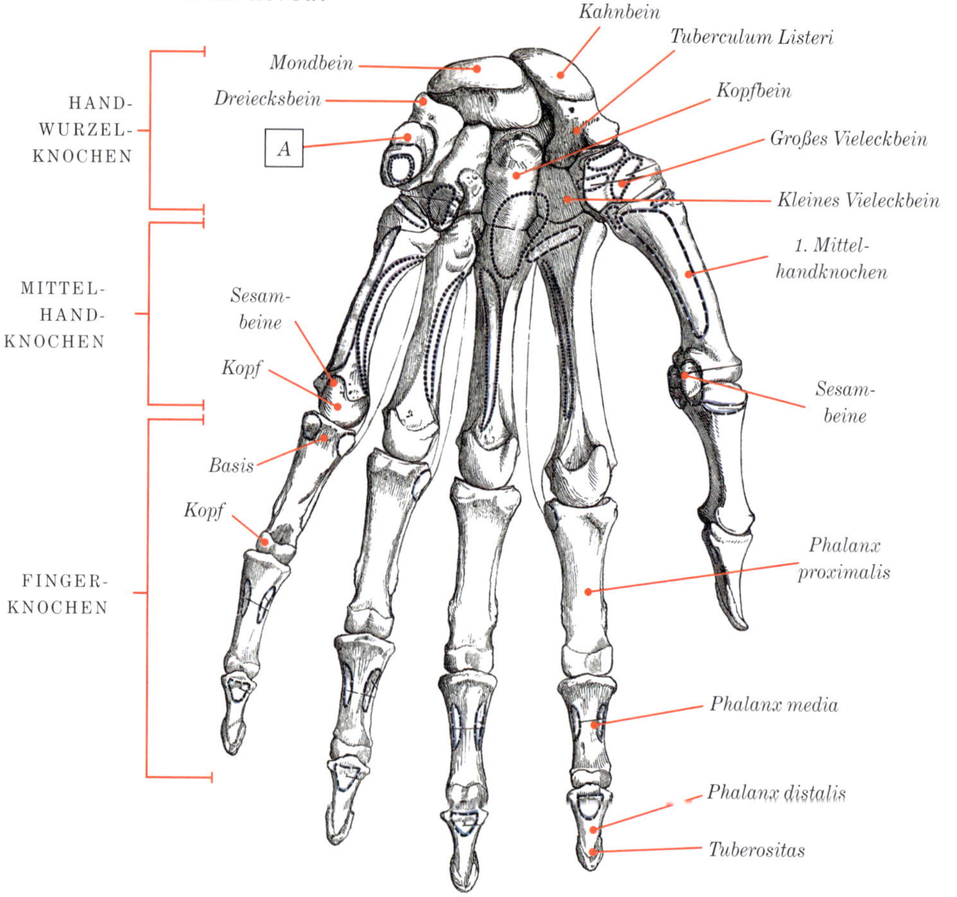

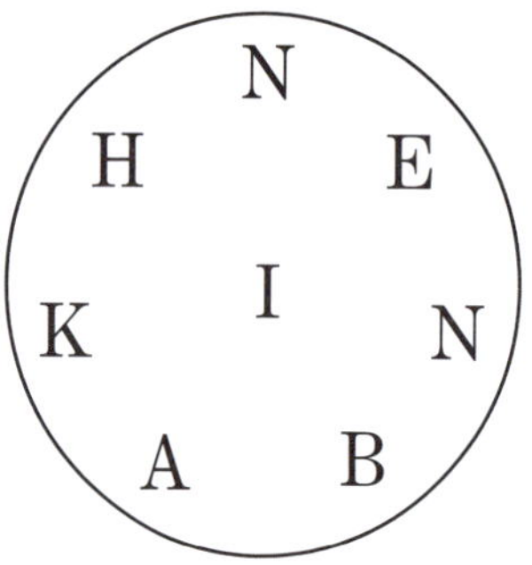

BUCHSTABENKREIS

Bilden Sie aus den Buchstaben im Kreis ein Wort, das auch in der Illustration oben vorkommt. Finden Sie dann noch zwei weitere anatomische Begriffe (die aber nichts mit der Hand zu tun haben), beide haben vier Wörter. Beide Begriffe enthalten den Buchstaben in der Mitte des Kreises.

ZIFFERN ENTZIFFERN

Im folgenden Rätsel stehen die Antworten bereits da, sind aber codiert. Der Schlüssel für die Lösung liegt in einer Methode, mit deren Hilfe man früher mit Freunden und Angehörigen kommunizieren konnte. Um die Antworten zu entschlüsseln, müssen Sie herausfinden, welche Methode das ist – oder einfach Ihr anatomisches Wissen bemühen.

1. Welche Knochen der Hand liegen am weitesten von der Körpermitte entfernt?

   333 444 66 4 33 777 55 66 666 222 44 33 666

2. Wie heißt der kleine runde Handwurzelknochen, der in der Illustration auf der gegenüberliegenden Seite mit „A“ bezeichnet ist?

   33 777 22 7777 33 66 22 33 444 66

3. Welche Knochen bilden das Handgelenk?

   a) 44 2 66 3 9 88 777 9999 3 555 55 66 666 222 44 33 66

   b) 33 555 555 33

   c) 7777 7 33 444 222 44 33

4. Welcher Teil der Hand wird am häufigsten verletzt?

   55 555 33 444 66 33 777 0 333 444 66 4 33 777

UM DIE ECKE DENKEN

Lösen Sie diese verschlüsselten Rätselfragen und ermitteln Sie drei Wörter, die sich auf die Hand oder das Handgelenk beziehen.

1. Der Finger für eine kostenlose Mitfahrgelegenheit (6)
2. Schlachtreihe vor englischen Kommunikationsmitteln (7, 5)
3. Untere Extremität des Haupts (8)

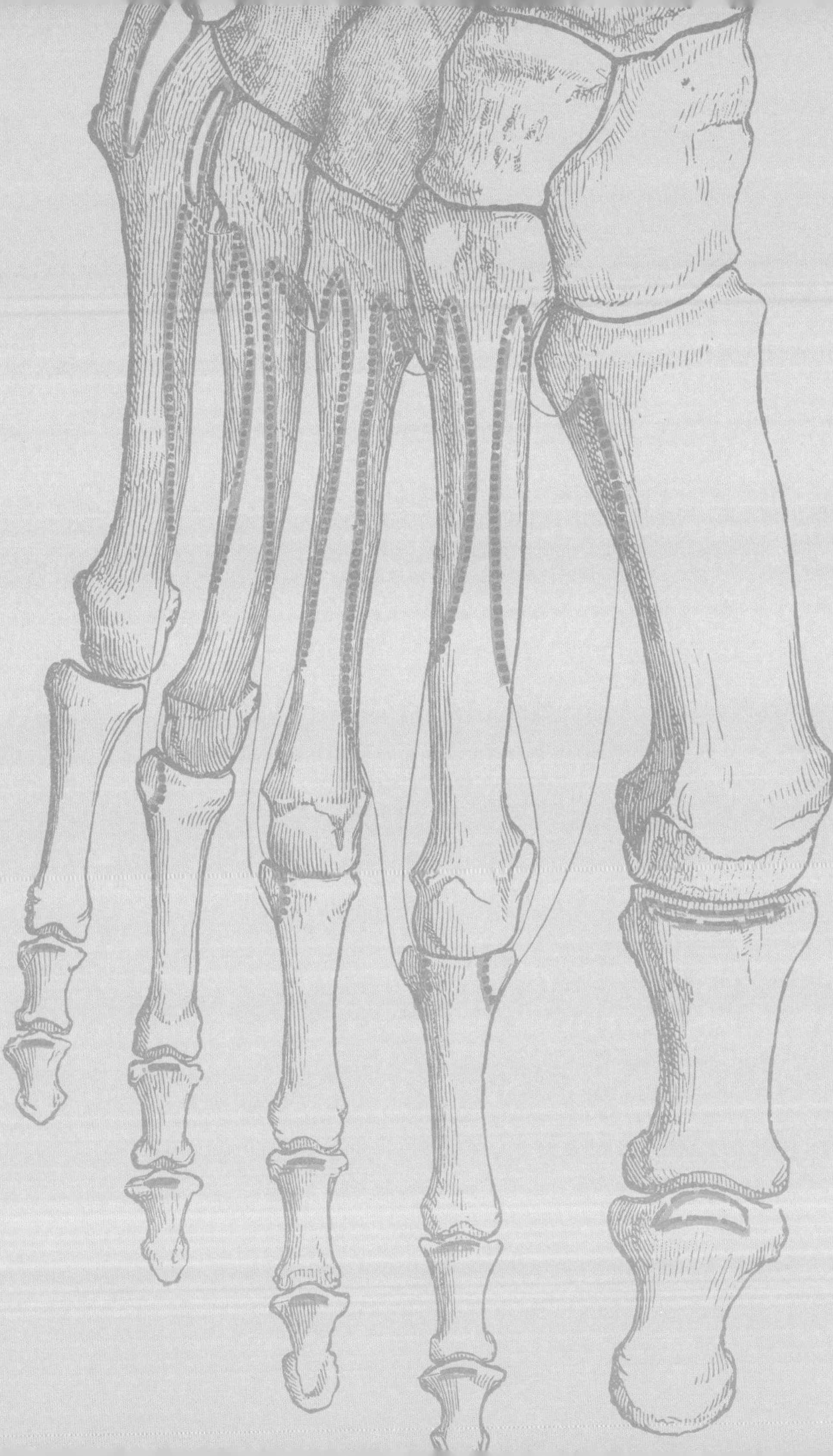

03

FUSS

Die Füße sind sehr bewegliche Körperteile, die aus Knochen, Gelenken, Muskeln und Weichteilgewebe bestehen. Sie ermöglichen es, dass der Mensch gehen, laufen und springen kann. Das Sprunggelenk ist das Verbindungsglied zwischen Fuß und Bein. Das obere Sprunggelenk wird aus Schienbein (Tibia) und Wadenbein (Fibula) sowie dem Sprungbein (Talus) gebildet. Fast ein Viertel aller Knochen im Körper befinden sich in den Füßen.

Die Füße bestehen aus drei Teilen. Am Vorfuß befinden sich die fünf Zehen, die aus den Zehenknochen aufgebaut sind, sowie die fünf längeren Mittelfußknochen. In jedem Fuß gibt es 14 Zehenknochen: zwei in der Großzehe (Hallux) und jeweils drei in den restlichen Zehen.

Der Mittelfuß setzt sich aus mehreren Knochen zusammen – dem Würfelbein, dem bootsförmigen Kahnbein und den drei Keilbeinen – die das Fußgewölbe bilden. Der Rückfuß besteht aus der Ferse und dem Sprunggelenk. Das Sprungbein (Talus) ist ein Teil des oberen Sprunggelenks und stützt das Schienbein und das Wadenbein.

Das Fersenbein (Calcaneus) ist der größte Knochen im Fuß. Die Achillessehne verbindet die Ferse mit dem Wadenmuskel und ermöglicht uns das Laufen, das Springen und den Zehenstand. Der Begriff „Achillesferse“ bezieht sich auf diesen Körperbereich.

Die Beweglichkeit der Füße entsteht durch das Zusammenspiel der komplexen Anatomie aus 26 Knochen, 33 Gelenken, 19 Muskeln, 10 Sehnen und 107 Bändern in jedem Fuß.

NAMENSGEBEND

Die Bezeichnungen der Knochen und Körperteile wurden oft von ihrer Form abgeleitet, manchmal sogar von mythologischen Geschichten inspiriert. Können Sie die folgenden Namen der Knochen mit ihrer Herkunft verbinden:

Knochen / Sehnen:

1. Kahnbein
2. Achillessehne
3. Keilbein
4. Würfelbein

Herkunft:

a. Hat die Form eines Boots

b. Ähnelt einem geometrischen Körper

c. Benannt nach einem griechischen Helden

d. Keilförmig

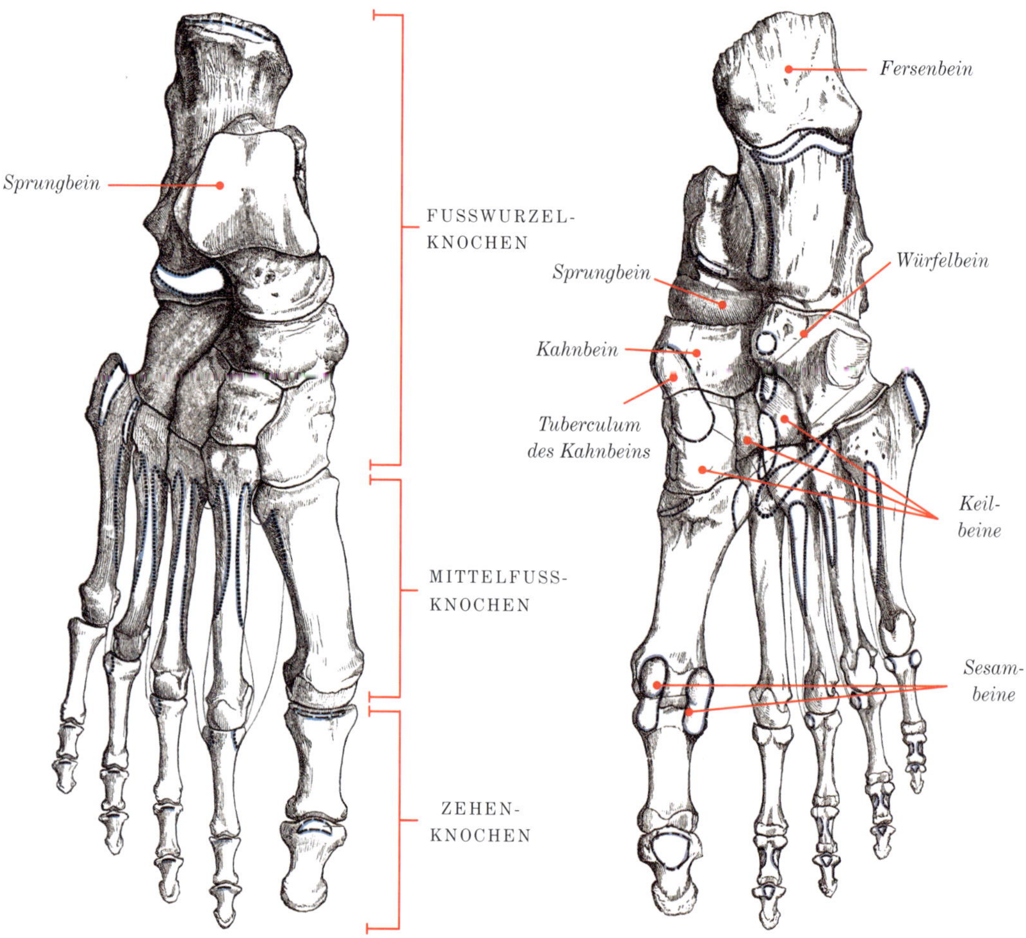

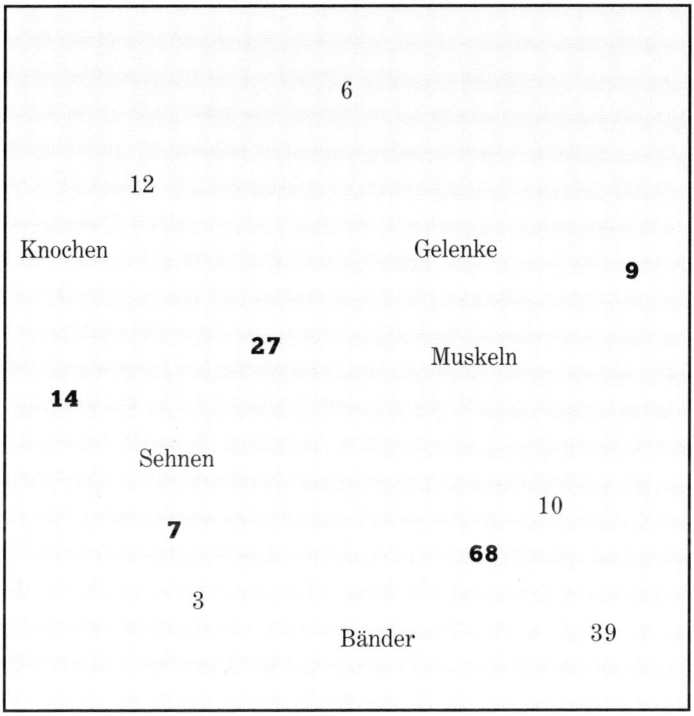

CHIRURGISCHE SCHNITTE

Der Fuß setzt sich aus verschiedenen Knochen, Gelenken, Muskeln, Sehnen und Bändern zusammen. Wissen Sie, wie viele es von jeder Art gibt? Unterteilen Sie das Quadrat oben mit drei geraden Linien in fünf Segmente, sodass sich in jedem Segment ein Wort, eine fettgedruckte Zahl und eine normale Zahl befinden. Die Summe der beiden Zahlen gibt an, wie viele Teile es von der dazugehörigen Kategorie im Körper gibt.

UM DIE ECKE DENKEN

Die folgenden verschlüsselten Rätselfragen drehen sich um die äußere und innere Anatomie des Fußes. Können Sie die Antworten ermitteln?

1. Hinterer Torso ohne seine Enden plus englisches Längenmaß (7)
2. Klingt ähnlich wie die erste zweistellige Zahl. (5)
3. Eine Musikgruppe, aber anders ausgesprochen. (4)

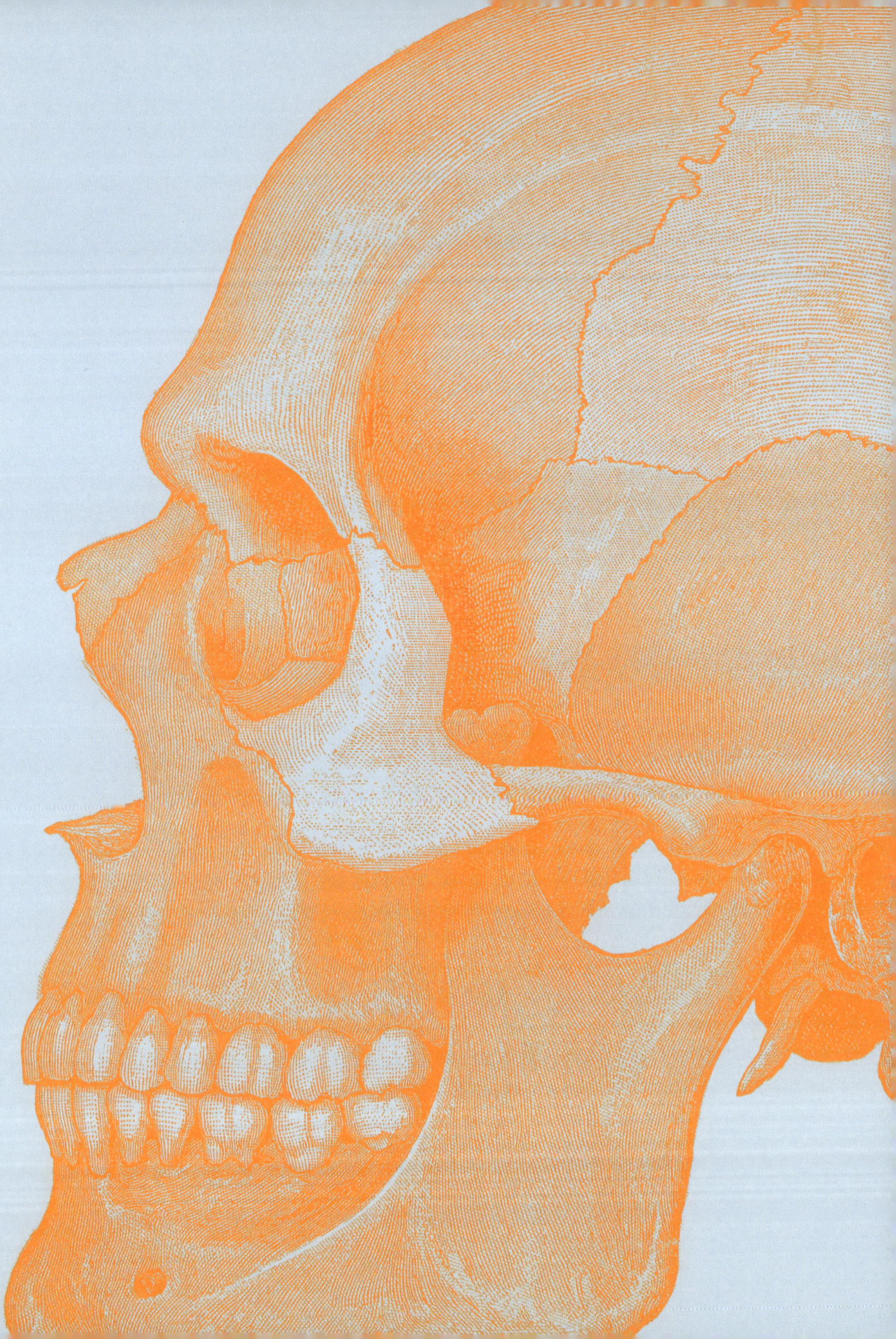

04
SCHÄDEL

Als Schädel bezeichnet man die Knochen des Kopfs, auf denen das Gesicht liegt und die eine schützende Hülle um das Gehirn bilden. Der Schädel eines Erwachsenen besteht aus 22 Knochen und wird entwicklungsbedingt in zwei Teile unterschieden, in das Neurocranium (den Hirnschädel) und das Viscerocranium (den Gesichtsschädel).

Der Hirnschädel umgibt die Schädelhöhle, in dem sich das Gehirn, darunter auch das Stammhirn und andere dazugehörige Strukturen befinden. Die Knochen des Schädels sind durch die Schädelnähte (Suturen) miteinander verbunden. Diese unechten Gelenke verknöchern erst im Erwachsenenalter, damit der Schädel in jungen Jahren mit dem Gehirn mitwachsen kann. Der Hirnschädel wird in das Schädeldach (auch Calvaria oder Kalotte genannt) und die Schädelbasis unterteilt. Die Kalotte besteht aus dem Stirnbein, dem Hinterhauptbein und dem paarigen Scheitelbein. Die Schädelbasis setzt sich aus sechs Knochen zusammen: dem Stirnbein, dem Keilbein, dem Siebbein, dem Hinterhauptbein, dem Scheitelbein und dem Schläfenbein. Die Schädelbasisknochen sind wichtig, denn an ihnen treffen die Wirbel sowie die Gesichts- und Kieferknochen aufeinander und bilden Gelenke.

Der Gesichtsschädel bildet die Knochen, die das Gesicht stützen und auf dem die Muskeln und Gewebe des Gesichts aufliegen. Die Struktur dieser Knochen bestimmt die Gesichtszüge – zum Beispiel ist die Form des Jochbogens entscheidend für das Aussehen der Wangenknochen. Der Gesichtsschädel hat 14 Knochen: Pflugscharbein, paariges Nasenmuschelbein, paariges Nasenbein, Oberkiefer, Unterkiefer, Gaumenbein, paariges Jochbein und paariges Tränenbein. In der Schädelbasis des Menschen befinden sich mehrere Öffnungen (Foramen), die als Durchgang für Hirnnerven, Arterien, Venen und andere Strukturen dienen. Der Unterkieferknochen ist mit der Unterseite der Schädelbasis gelenkig miteinander verbunden und bildet den Kiefer.

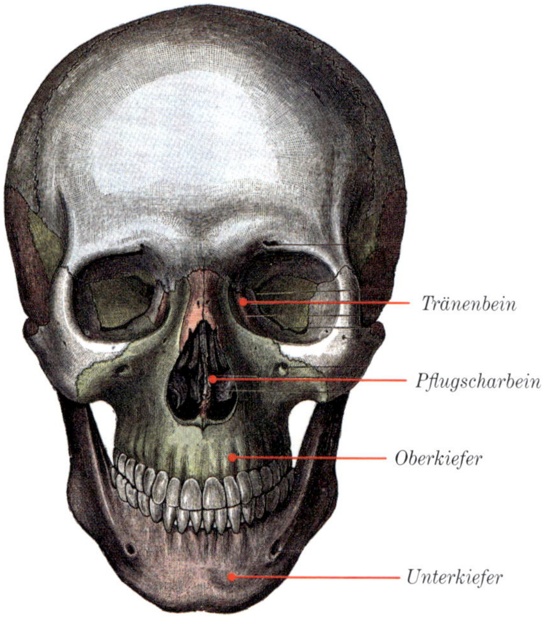

SCHÄDEL-SUDOKU

Der Schädel besteht aus mehreren Teilen, die sich wiederum aus einer Reihe von verschiedenen Knochen zusammensetzen.

Lösen Sie das Sudoku-Rätsel und finden Sie heraus, wie viele Knochen sich in jedem Teil befinden. Übertragen Sie die Zahlen aus den farbigen Quadraten in den Kasten rechts.

Tragen Sie die Ziffern 1 bis 6 in das Sudoku-Gitter ein. Jede Ziffer darf pro Zeile, Spalte und umrahmtem 3x2-Kasten nur jeweils einmal vorkommen

4				3	
2					
				1	
	6				
					4
	1				6

NAME	ANZAHL
Knochen im Schädeldach	
Knochen in der Schädelbasis	
Nasenmuschelbeine	
Jochbeine	
Tränenbeine	
Unterkieferknochen	
Pflugscharbeine	

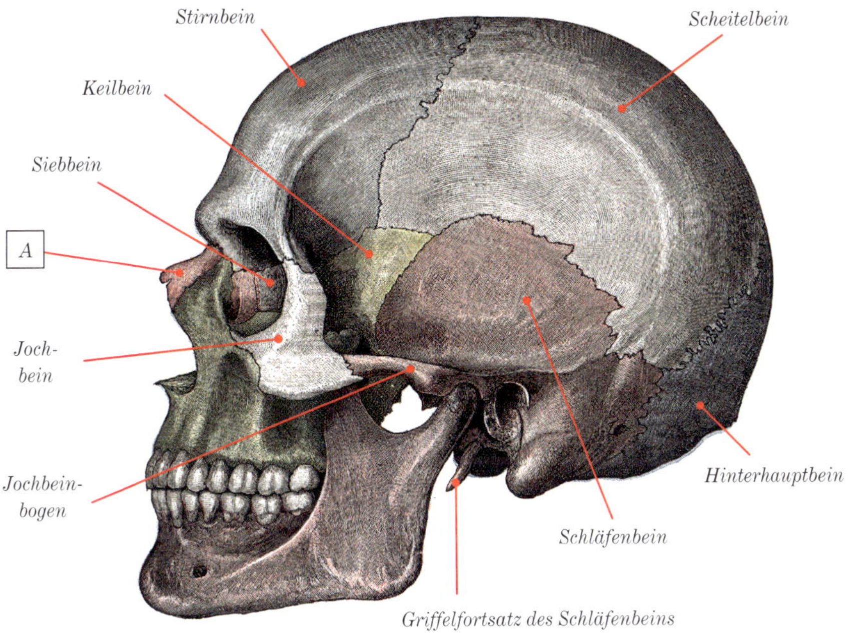

BUCHSTABEN EINSETZEN

Können Sie die folgenden Fragen zum Schädel beantworten? Die Lösung steht bereits da, aber jeder zweite Buchstabe fehlt. Die fehlenden Buchstaben sind rechts vom Wort alphabetisch angeordnet und müssen richtig in die leeren Felder links eingesetzt werden.

1. Welches „-bein" wird in der Illustration mit A bezeichnet?
   _A_E_ Hinzufügen: N N S

2. Der untere Teil des Gesichts wird aus welchem Knochen gebildet?
   U_T_R_I_F_R Hinzufügen: E E E K N

3. Über welchen Knochen im Gesicht wird Rouge aufgetragen?
   _O_H_E_N Hinzufügen: B C I J

4. Zu welchem Teil des Schädels gehört das Pflugscharbein?
   V_S_E_O_R_N_U_ Hinzufügen: A C C I I M R

5. Wie nennt man die bindegewebigen Schädelnähnte?
   _U_U_E_ Hinzufügen: N R S T

6. Durch welche Öffnung führen die Hirnnerven aus dem Schädel?
   F_R_M_N Hinzufügen: A E O

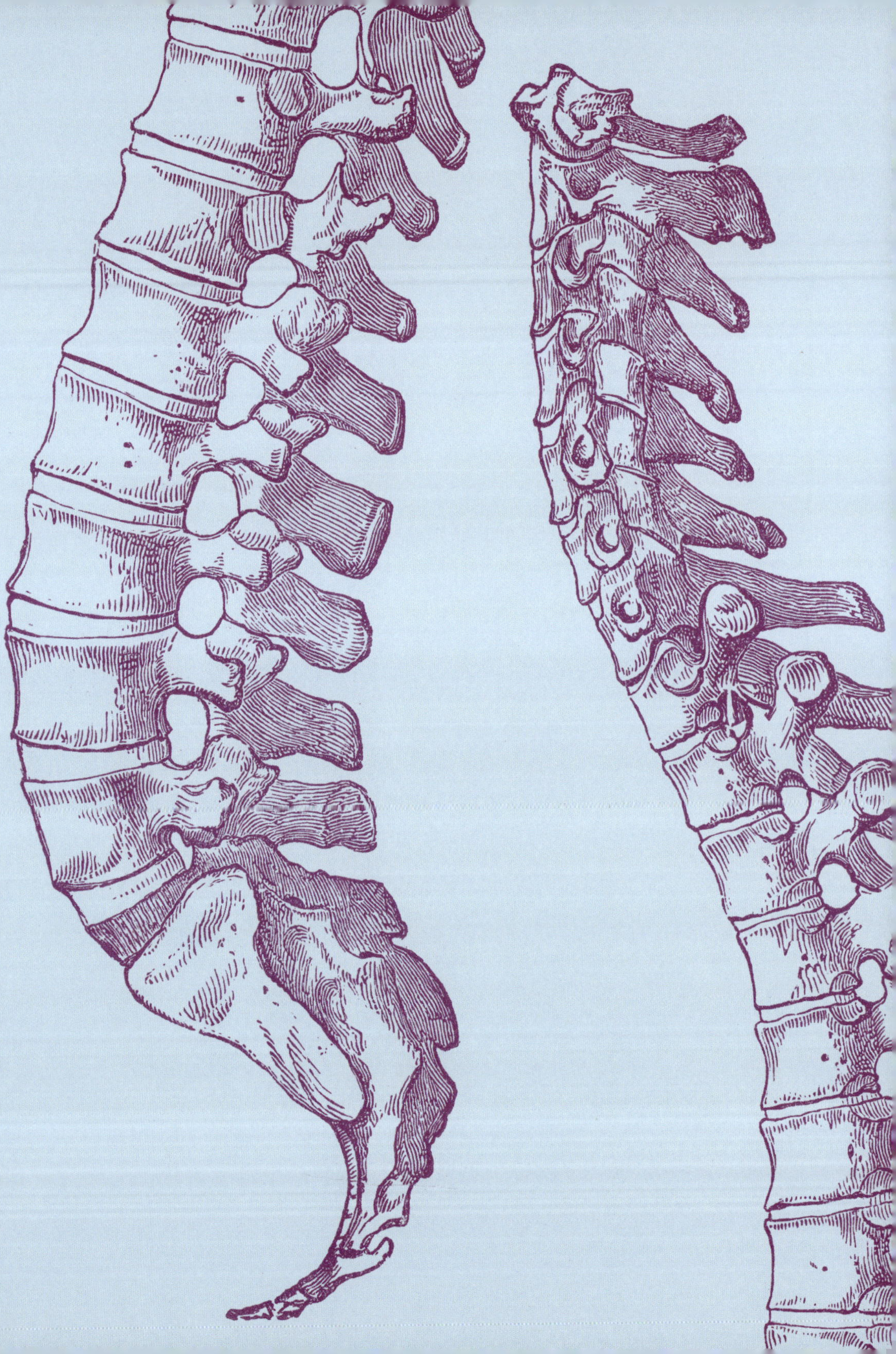

05

SKELETT

Das Skelett wird in zwei Teile geteilt: das axiale (Achsenskelett) und das appendikuläre Skelett (Appendikularskelett). Das Achsenskelett bildet die zentrale Achse des Körpers und besteht aus dem Schädel, der Wirbelsäule, den Rippen und dem Brustbein. Das Appendikularskelett setzt sich aus den Knochen der oberen und unteren Extremitäten, dem Schultergürtel und dem Beckengürtel zusammen. Die Extremitäten sind an den Gürteln mit dem Rumpf verbunden.

Die Wirbelsäule, die den Körper aufrecht hält, besteht normalerweise aus 33 Wirbeln. Die oberen 24 Wirbel sind beweglich miteinander verbunden. Zwischen ihnen liegen die Bandscheiben. Die unteren neun Wirbel sind bei erwachsenen Menschen miteinander verschmolzen: Fünf davon bilden das Kreuzbein und vier bilden das Steißbein. Letzteres kann aus drei bis fünf verschmolzenen Wirbeln bestehen. Die beweglichen Wirbel sind nach ihrer Lage unterteilt: Es gibt sieben Halswirbel (C1–C7), 12 Brustwirbel (Th1–Th12) und fünf Lendenwirbel. Auch die fünf Kreuzwirbel sind nummeriert (S1–S5).

Die Wirbelsäule ist dreifach gebogen und hat eine S-Form, die von den Rücken- und Bauchmuskeln gestützt wird. Die erste konkave C-Kurve ist die Halslordose, danach kommt die Brustkyphose, die weniger stark ausgeprägt ist. Am weitesten unten ist die Lendenlordose. Es wird zwischen Lordose und Kyphose unterschieden. Die Lordose ist eine normale Krümmung der Wirbelsäule nach innen, wie man sie im Hals- und Lendenbereich findet. Eine Kyphose ist eine normale Krümmung nach außen, so wie jene im Brustbereich. Eine Skoliose ist eine seitliche Krümmung der Wirbelsäule, die immer eine Anomalie ist.

FEHLENDE BUCHSTABEN

Entfernen Sie von jedem Buchstabenpaar einen Buchstaben, um die Lösung zu den folgenden Fragen zu erhalten. Beispiel: SK LN OA TC IH UE RN ergibt „KNOCHEN“ – SK LN OA TC IH UE RN

1. Das Skelett wird grob in zwei Teile geteilt. Wie heißt jener Teil, zu dem der Schädel und die Wirbelsäule gehören? (das ... Skelett)
   AE PX IC IA DL EA
2. Aus wie vielen Wirbeln besteht das Skelett normalerweise?
   ZD WR ES IN ZU NA WD DI ER EN ZI SI SN RI GN
3. In welche Richtung ist die Wirbelsäule bei einer Skoliose gekrümmt?
   VS EA OI TR NL WI CÄ SH
4. Benennen Sie die Bereiche der Wirbelsäule, von oben nach unten.
   a. KH AO LN PS
   b. SB RP EU SI ST
   c. AL ER DN ID EN
   d. KB UR EN SU ZE
   e. HS TI NE EI SA NS
5. Welche Struktur, die sich zwischen den Wirbeln befindet, wird auf der gegenüberliegenden Seite mit A bezeichnet?
   WB AI BN ED SR LC SH EÄ LI AB EN

VERSCHLÜSSELTE WÖRTER

In die folgenden Reihen von Kästchen gehört jeweils ein Begriff aus der Anatomie des Skeletts. Jede Zahl steht für einen Buchstaben, der dann in jedes Kästchen mit dieser Zahl gehört. Zu einer bestimmten Zahl gehört immer derselbe Buchstabe. Finden Sie mithilfe Ihres anatomischen Wissens und etwas Rätselei heraus, welcher Buchstabe in welches Kästchen gehört.

Als Hilfestellung sind zwei Buchstaben bereits vorgegeben. Die restlichen Buchstaben können Sie in die untere Zeile eintragen.

3	15	13	5	3	3	21	13	5	2

16 L	4	10	6	4	3	13

11	12	18	8	4	3	13

3	11	4	16 L	5	4	3	13

3	1	8	14	16 L	15	13	10

19	17	10	15	13	16 L

9	5	10	21	13	16 L

3	20	14	16 L	13

16 L	13	2 N	6	13	2 N

9	5	10	21	13^	16 L

7	1	8	3	13	2 N

3	11	13	16 L	13	15	15

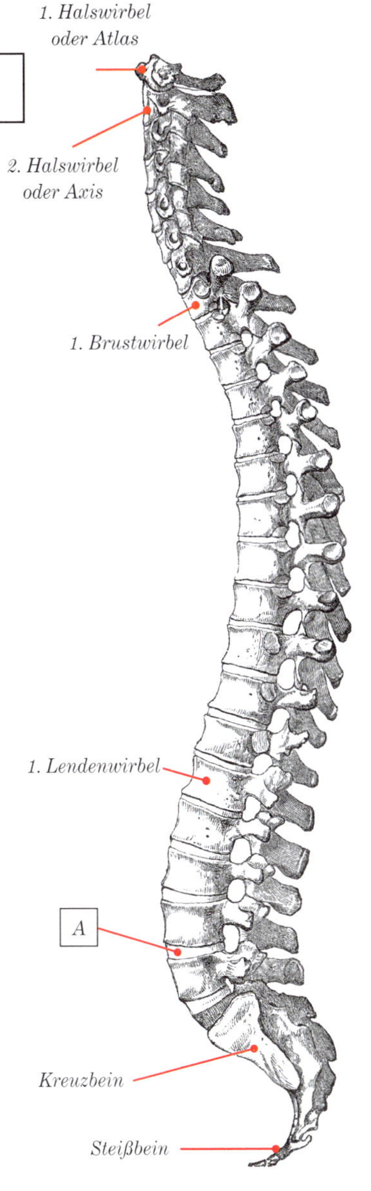

Tragen Sie hier die richtigen Buchstaben ein:

1	2	3	4	5	6	7	8	9	10	11	12	13	14	15	16	17	18	19	20	21
	N														L					

Bonusfrage:

Welcher der oben genannten Begriffe bezieht sich als einziger *nicht* auf die Wirbelsäule?

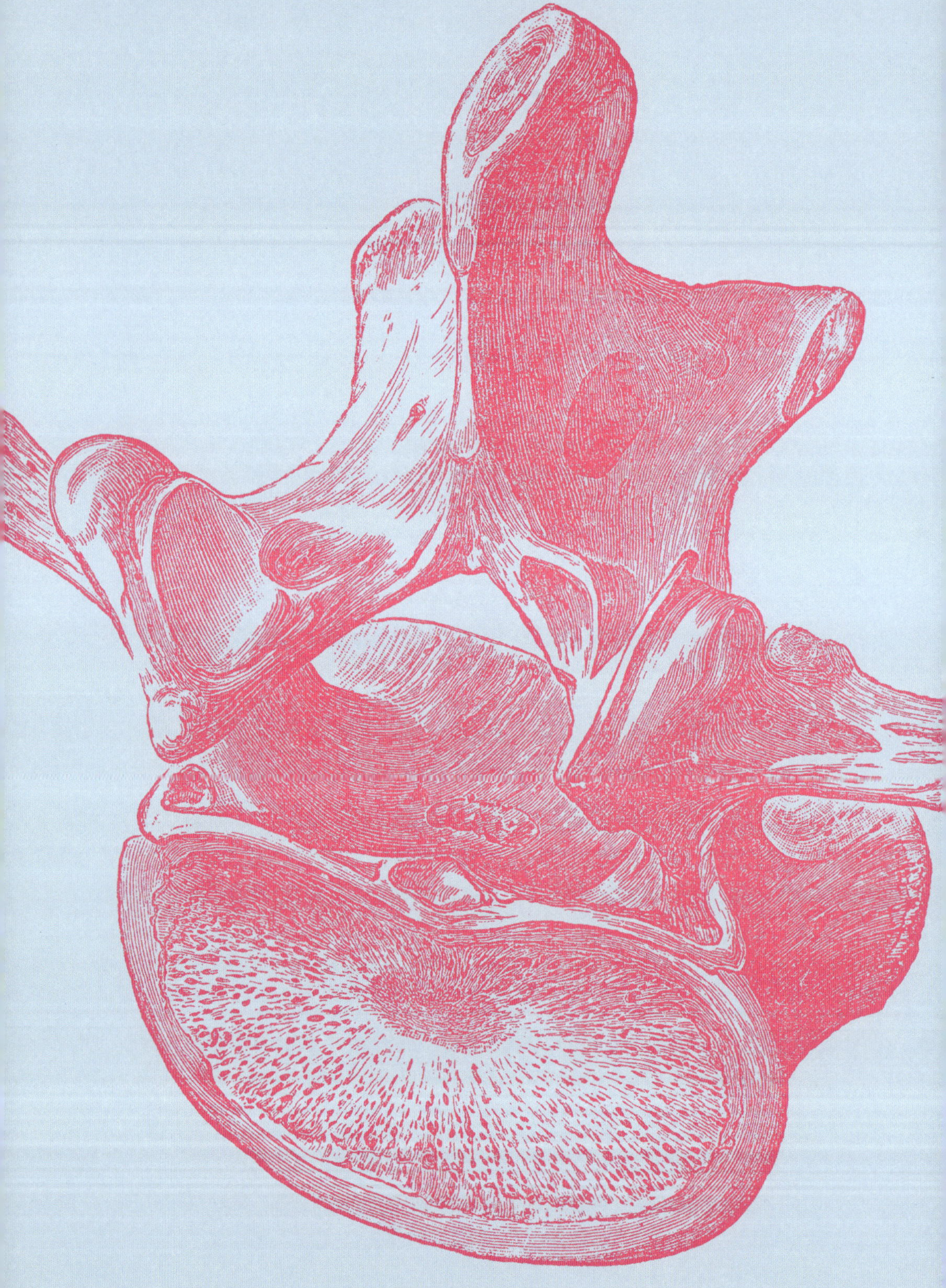

06

WIRBEL

Die Wirbelsäule besteht aus 33 Wirbeln. Im Bereich der Hals- und Brustwirbelsäule befinden sich Bandscheiben zwischen den Wirbeln, die dafür sorgen, dass die Knochen nicht aneinander reiben.

Die einzelnen Wirbel bestehen aus einem ventralen Wirbelkörper und einem dorsalen Wirbelbogen. Auf den Wirbelkörpern lastet das Gewicht, weshalb die unteren Wirbelkörper größer sind als die oberen und mehr Belastung standhalten. Der Wirbelbogen bildet die seitlichen (lateralen) und rückseitigen (dorsalen) Teile jedes Wirbels. Zusammen bilden Wirbelkörper und Wirbelbogen das Wirbelloch (das Foramen vertebrale). Die Foramen der übereinanderliegenden Wirbel formen den Wirbelkanal, in dem das Rückenmark liegt.

Die Wirbel sehen in den verschiedenen Abschnitten der Wirbelsäule unterschiedlich aus. Die Brustwirbel haben zum Beispiel Gelenkflächen, über die sie mit den Rippen verbunden sind. Die Wirbelbögen besitzen mehrere knöcherne Fortsätze, an denen die Muskeln und Bänder ansetzen. An der Rückseite jedes Wirbels befindet sich ein Dornfortsatz, der an den Halswirbeln gegabelt ist. Es gibt auch zwei Querfortsätze, die seitlich (lateral) und rückseitig (dorsal) aus dem Wirbelkörper entspringen. Der Wirbelkörper ist über Pedikel („Füßchen“) mit den Querfortsätzen verbunden. Die Bogenplatte oder Lamina verbindet die Quer- mit den Dornfortsätzen.

Schließlich gibt es noch Gelenkfortsätze, die benachbarte Wirbel aneinander ketten und beweglich machen. Die Gelenkfortsätze befinden sich am Übergang zur Lamina und zu den Pedikeln. Die Halswirbel C1 (Atlas) und C2 (Axis) haben eine besondere Form, um die Bewegungen des Kopfes zu ermöglichen. Das Steißbein besitzt keine Wirbelbögen und damit auch keinen Wirbelkanal.

Lendenwirbel

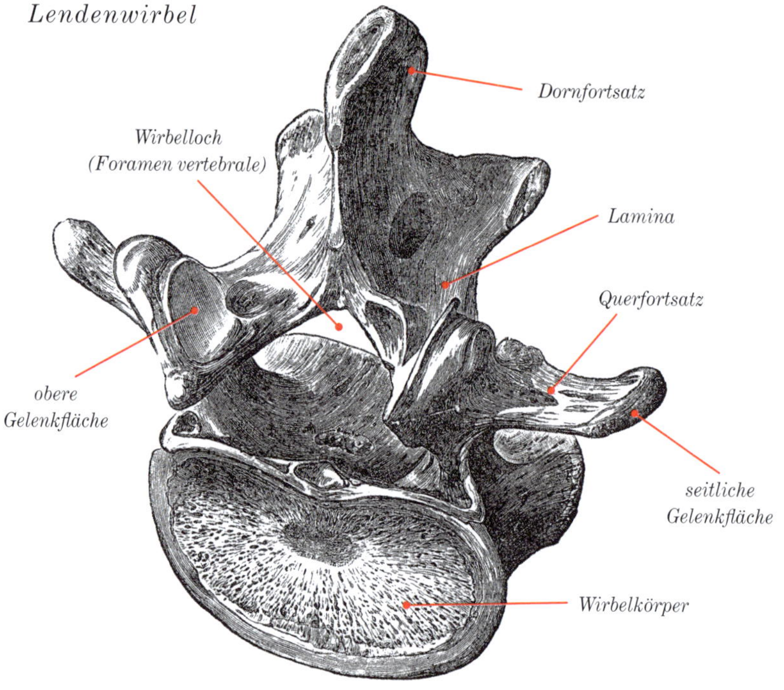

Brustwirbel

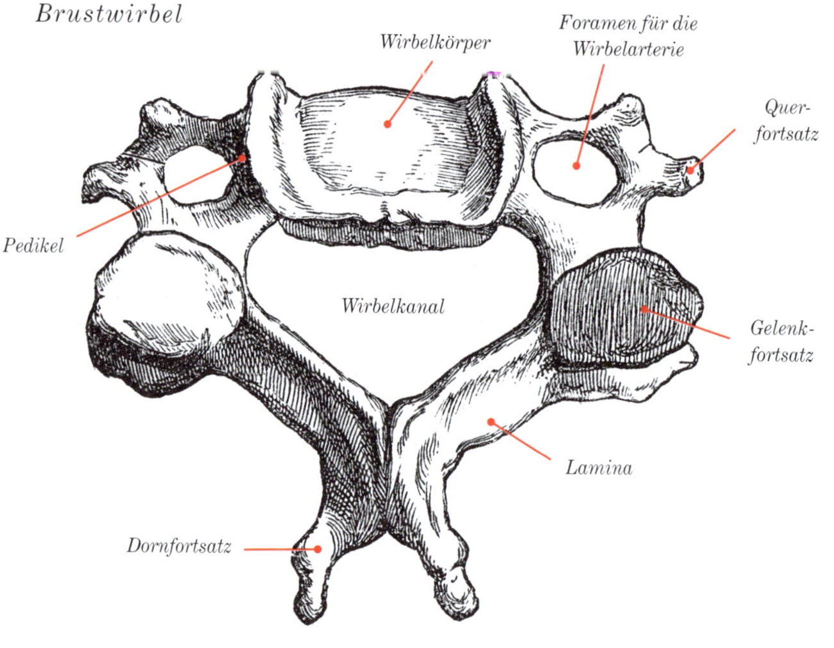

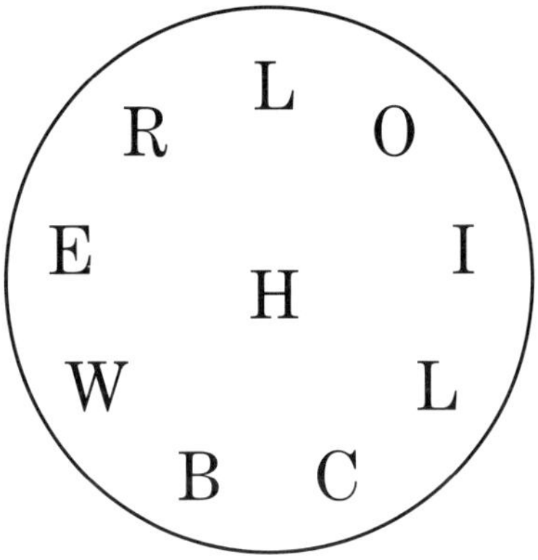

BUCHSTABENKREIS

Bilden Sie aus den zehn Buchstaben in diesem Kreis ein Wort, das auch in der Illustration auf der vorherigen Seite vorkommt. Finden Sie anschließend noch zwei weitere Wörter, die mit dem menschlichen Körper zu tun haben, die sich aber nicht auf die Wirbel beziehen. Jeder Buchstabe aus dem Kreis darf nur einmal verwendet werden.

UM DIE ECKE DENKEN

Können Sie diese verschlüsselten Fragen beantworten und drei Begriffe zum Thema Wirbel ermitteln? Die Lösungen finden sich auch in der Illustration gegenüber sowie im Einleitungstext zum Kapitel.

1. Das englische Für kommt vor dem Ende im Gebet (7)
2. Anders gelesenes „Animal" bildet die Platte einer Kurve (6)
3. Erste Hälfte der Fußpflege plus erste Hälfte des untersten Geschosses im Haus (7)

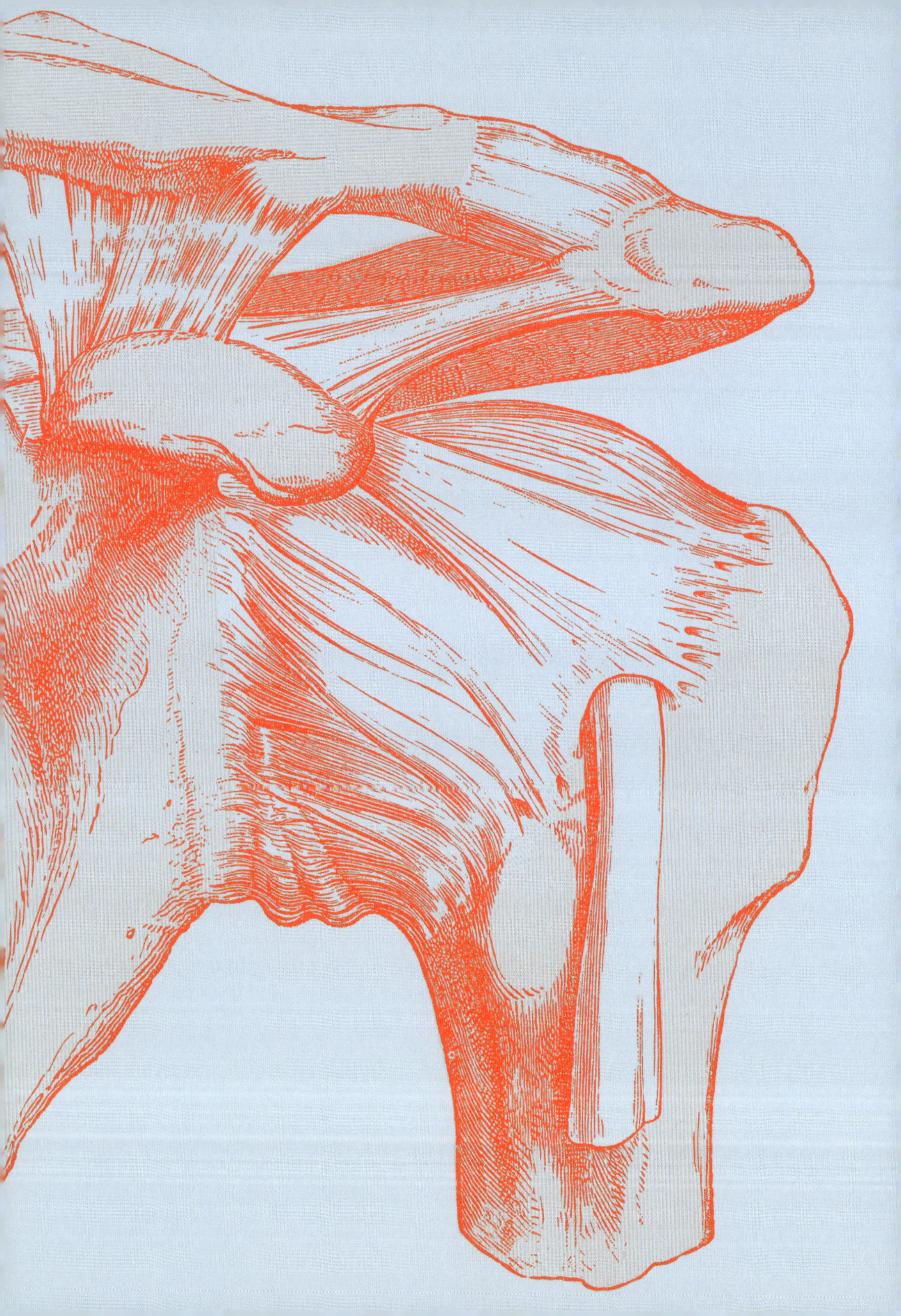

07

SCHULTER

Die Schulter des Menschen besteht aus drei Knochen: Schlüsselbein (Clavicula), Schulterblatt (Scapula) und Oberarmknochen (Humerus). Auch Muskeln, Bänder und Sehnen gehören zur Schulter.

In der Schulter befindet sich das Schultergelenk, das sogenannte Glenohumeralgelenk. Es ist ein Kugelgelenk, das zwischen dem Schulterblatt und dem Oberarmknochen liegt.

Die Schulter ist das Hauptgelenk, das die obere Extremität mit dem Brustkorb verbindet. Sie ist eines der beweglichsten Gelenke im menschlichen Körper, aber sie ist nicht übermäßig stabil und es kann leicht zu einer Ausrenkung der Schulter (Luxation) kommen.

Das Schulterblatt verbindet den Oberarmknochen mit dem Schlüsselbein. Rund um das Schultergelenk befindet sich die Rotatorenmanschette, eine Muskelgruppe, die den Oberarmknochen in der nicht sehr tiefen Gelenkpfanne stabilisiert. Der Oberarmknochen liegt in einer Gelenkfläche im Schulterblatt, in der Fossa glenoidalis.

Die Rotatorenmanschette besteht aus vier Muskeln: Musculus supraspinatus, M. infraspinatus, M. teres minor und M. subscapularis. Der auffällige dreieckige Muskel, der auf der Schulter liegt, ist der Deltamuskel. Dieser große Muskel hebt den Arm und verleiht der Schulter ihren Bewegungsumfang. Benannt wurde er nach dem griechischen Buchstaben Delta, der wie ein gleichseitiges Dreieck aussieht.

WORTSUCHE

In der Illustration zur Schulter auf der gegenüberliegenden Seite steht immer nur der erste Buchstabe des jeweiligen Wortes da. Finden Sie die gesuchten Begriffe im Kasten unten?

Ziehen Sie durch das Raster eine zusammenhängende Linie, die durch jedes Kästchen nur einmal verläuft, sodass sich eine Reihe von Wörtern ergibt. Die Wörter dürfen sich nicht überlappen und jeder Buchstabe kommt nur in einem Wort vor. Die Linie kann senkrecht oder waagerecht in jede beliebige Richtung verlaufen, aber nicht diagonal. Das erste Wort steht schon da.

Übertragen Sie jedes gefundene Wort in die dazugehörige Zeile der Illustration. Das erste Wort, „Schulter", gehört zum Beispiel in die Zeile mit der „1".

S	C	H	U	L	T	E	R	L
T	M	U	E	T	N	E	M	I
R	A	P	D	U	M	S	A	G
R	E	E	I	O	N	C	A	P
U	M	Z	O	I	O	C	A	U
S	U	I	O	D	E	U	L	L
G	H	D	K	K	A	M	U	A
E			A	R	O	M	C	C
L			R	O	K	I	I	L
E	N	K			N	O	V	A

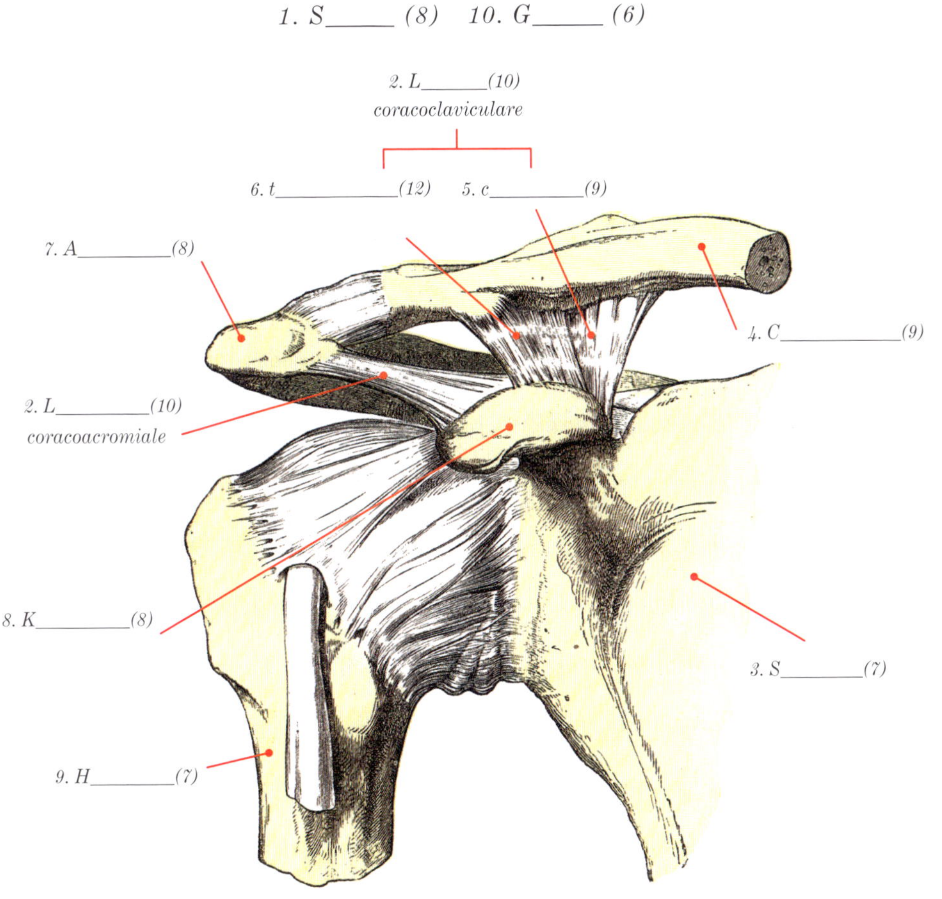

BEDEUTUNGSWANDEL

Finden Sie die Wörter, die zu den Beschreibungen auf der rechten Seite passen. Alle vier sind im Einleitungstext zu diesem Kapitel zu finden. Die Lösung kann auch nur ein Teil eines zusammengesetzten Hauptworts sein. Würde zum Beispiel das Wort „Schlagader" in der Einleitung vorkommen, könnte „Ader" eines der gesuchten Wörter sein. Die Zahl hinter jeder Definition gibt die Anzahl der Buchstaben des Lösungsworts an.

1. dreieckige Flussmündung (5)
2. das innige Verlangen (6)
3. Gefäß zum Braten (6)
4. äußerstes Ende (10)

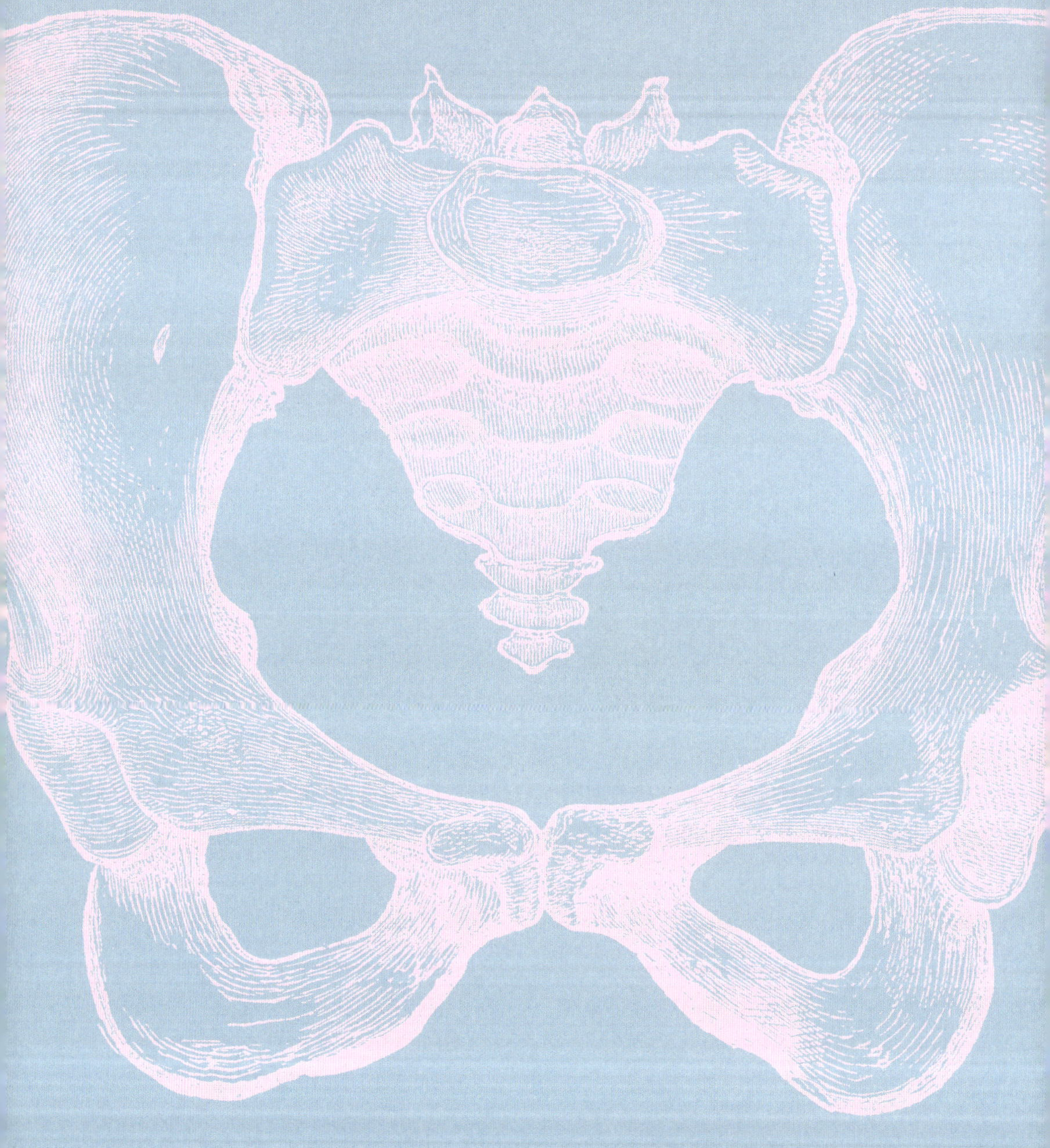

08

BECKEN

Das Becken ist eine schalenförmige Knochenstruktur, die den Brustkorb mit den unteren Extremitäten (den Beinen) verbindet. Es stützt den Brustkorb, die Blase und die inneren Geschlechtsorgane. Der knöcherne Teil des Beckens wird auch Beckengürtel genannt.

Der Beckengürtel besteht unter anderem aus den Hüftbeinen, drei miteinander verwachsenen Knochen: dem Darmbein, dem Sitzbein und dem Schambein. Diese Knochen verschmelzen während der Pubertät, zuvor sind sie durch knorpelige Wachstumsfugen getrennt.

Zusammen bilden das Darmbein, das Schambein und das Sitzbein eine becherförmige Gelenkpfanne, die einen Teil des Hüftgelenks bildet, in dem sich der Oberschenkelknochen (das Femur) befindet.

Der rückseitige Bereich des Beckens befindet sich unter der Lendenwirbelsäule und besteht aus dem Kreuzbein und dem Steißbein. Das knöcherne Becken besteht aus den paarig angeordneten Hüftknochen, die an der Vorderseite des Körpers durch die Schambeinfuge (ein unechtes Gelenk) und an der Rückseite über das Kreuzbein miteinander verbunden sind. Nach oben hin ist das Becken in Richtung Bauchraum offen. Diese Öffnung bezeichnet man als Beckeneingang. Das große Becken (Pelvis major) liegt oberhalb und stützt die Bauchorgane. Das kleine Becken (Pelvis minor) liegt unterhalb und beinhaltet die Beckenhöhle und die Beckenorgane. Der Beckeneingang bildet den Übergang zwischen dem großen und dem kleinen Becken. Das Becken der Frau unterscheidet sich von jenem des Mannes, da es auf Schwangerschaft und Geburt ausgerichtet ist. Das männliche Becken ist schmaler, höher und herzförmig, das weibliche ist mehr oval, hat ein geraderes Steißbein und einen größeren Schambeinwinkel für die Geburtsmechanik.

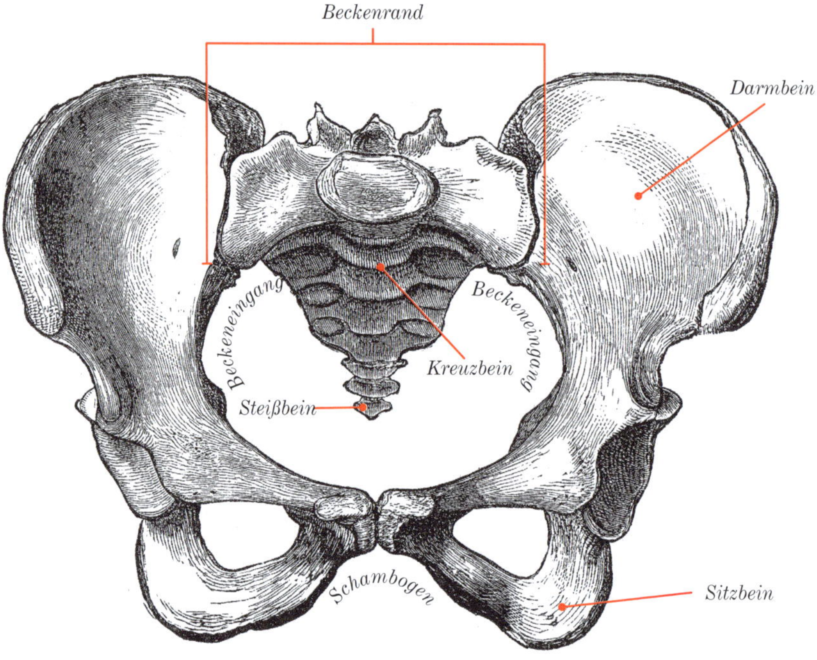

WORTFRAGMENTE

Auf der gegenüberliegenden Seite stehen drei Fragen zum Becken. Die gesuchten Antworten werden aus den folgenden Wortfragmenten gebildet.

Fügen Sie die Fragmente richtig zusammen und bilden Sie anatomische Begriffe, die als Antworten auf die Fragen passen.

Als Hilfestellung geben die Zahlen nach jeder Frage die Anzahl der Buchstaben der gesuchten Wörter an.

EIN	ER	AM	HER
SCHM	RM	DA	TZ
HE	HÖ	IG	CKEN
SI	BE	RZ	GANG
RM	SCH	AL	FÖ

1. Wie heißt der Übergang zwischen dem großen und dem kleinen Becken?

   ______________________________ (13)

2. Wie heißen die Knochen der Hüftbeine? (Gesucht wird der Teil vor „-bein".)

   a) __________ (4)

   b) __________ (5)

   c) __________ (4))

3. Was unterscheidet das männliche vom weiblichen Becken?

   Das männliche Becken ist ____________ (8), _________ (5) und ________________ (10)

BEDEUTUNGSWANDEL

Finden Sie die Wörter, die zu den Definitionen unten passen. Alle sind in der Illustration auf der vorherigen Seite zu finden. Die Lösung kann auch nur ein Teil eines zusammengesetzten Hauptworts sein. Würde zum Beispiel das Wort „Schlagader" in der Einleitung vorkommen, könnte „Ader" eines der gesuchten Wörter sein. Die Zahl hinter jedem Hinweis gibt die Anzahl der Buchstaben des Lösungsworts an.

1. Teil des Verdauungstrakts (4)
2. Begrenzung eines Pools (10)
3. worauf man sich im Auto platziert (4)
4. starkes Gefühl der Verlegenheit (5)

UM DIE ECKE DENKEN

Lösen Sie mithilfe Ihres anatomischen Wissens und etwas Knobelei die folgenden verschlüsselten Hinweise zum Thema Becken. Die gesuchten Antworten finden sich im Einleitungstext dieses Kapitels.

1. veraltete Cousine mit dem Zwölften an zweiter Stelle (5)
2. madagassischer Halbaffe mit Beginn aus der Affenmitte (5)

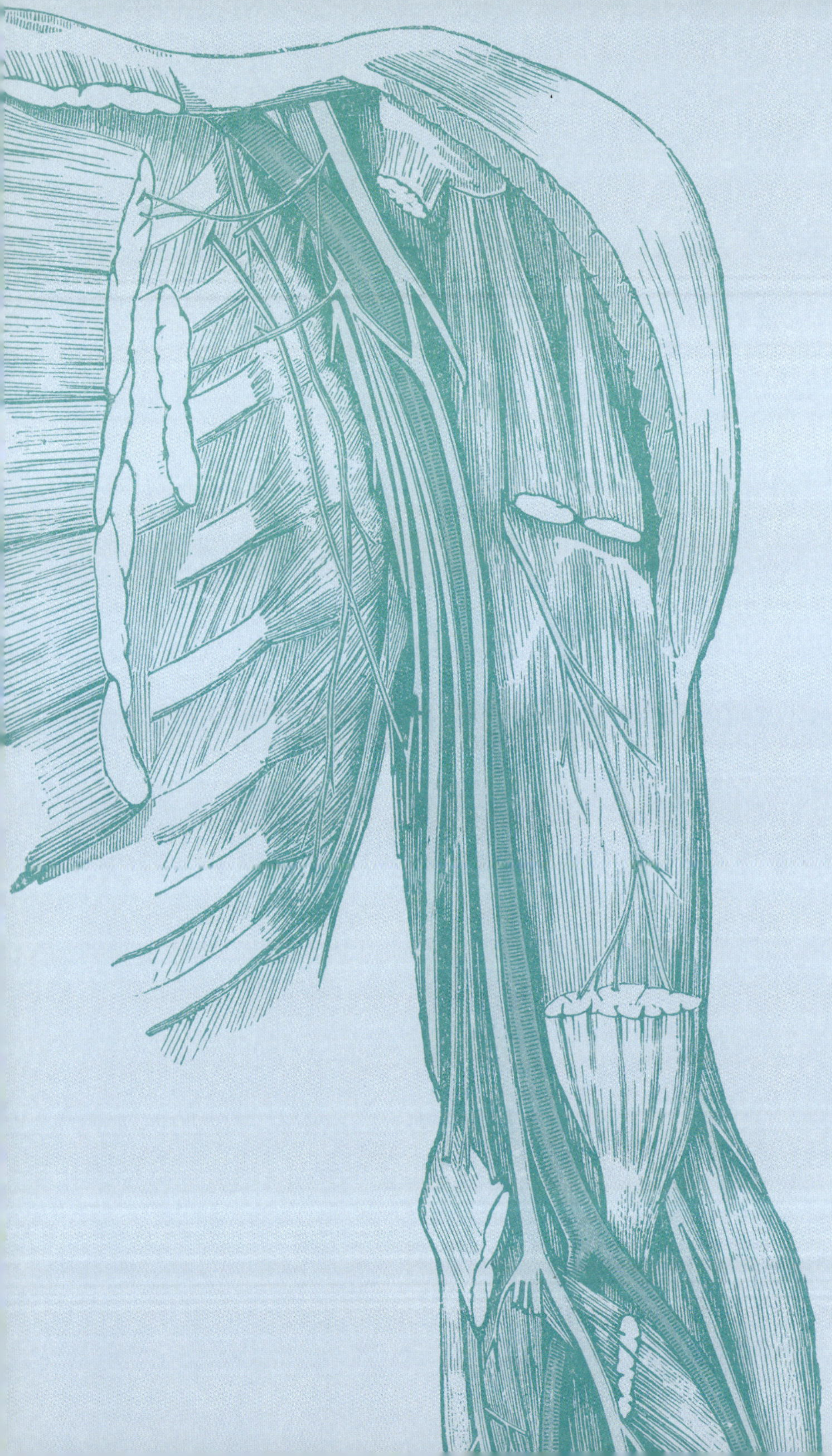

09

OBERE EXTREMITÄT

Die obere Extremität, also der Arm, kann grob in vier Bereiche unterteilt werden: den Schultergürtel, der aus Schlüsselbein und den Schulterblatt besteht, dem Oberarm, dem Unterarm und der Hand. Die obere Extremität ist äußerst beweglich und wird von den Muskeln, die an den Rippen und Wirbeln ansetzen, stabilisiert und gestützt.

Zu jedem Arm gehören ein Schlüsselbein, ein Schulterblatt, ein Humerus, eine Elle und eine Speiche. Der Humerus ist der Oberarmknochen. Elle und Speiche sind die Knochen des Unterarms, die zusammen mit dem Humerus das Ellbogengelenk bilden. Der Ellbogen ist ein komplexes Scharniergelenk, das die Beugung (Flexion) und die Streckung (Extension) des Unterarms ermöglicht.

Die Bewegung des Unterarms geschieht durch die Muskeln, die sich entlang des Humerus befinden, unter anderem der Trizeps (Musculus triceps brachii), der Bizeps (M. biceps brachii) , der M. brachialis und der M. brachioradialis. Der M. biceps brachii, der „zweiköpfige Armmuskel), befindet sich an der Vorderseite des Oberarms und hilft dem Unterarm dabei, Hebebewegungen auszuführen. Er ist ein biartikulärer Muskel, was bedeutet, dass er zur Bewegung des Schulter- wie auch des Ellbogengelenks beiträgt. Sein anatomischer Gegenspieler ist der M. triceps brachii, der den Unterarm am Ellbogengelenk streckt.

Der Unterarm wird in zwei sogenannte Muskellogen unterteilt: eine ventrale und eine dorsale. Zur ventralen Loge gehören die Flexoren (Beuger), zur dorsalen die Extensoren. Die Flexoren sind größer als die Extensoren (Strecker), da sie gegen die Schwerkraft arbeiten.

Das Handgelenk, die Hand und die Finger werden von über 20 Muskeln bewegt. Die meisten davon befinden sich im Unterarm. Durch die obere Extremität verläuft der Plexus brachialis, ein Nervengeflecht.

CHIFFREN-PAARE

Die Fragen zur oberen Extremität werden hier paarweise gestellt und mit „a“ und „b“ bezeichnet. Die Antwort zu jeder „a“-Frage ist eine Zahl, mit deren Hilfe Sie die Antwort zur dazugehörigen „b“-Frage ermitteln können, oder umgekehrt. Jede „b“-Antwort steht zwar da, ist aber verschlüsselt.

Die Antworten sind mit einer Verschiebe-Chiffre verschlüsselt, bei der jeder Buchstabe um eine bestimmte Anzahl Buchstaben im Alphabet weiterverschoben wurde.

Beispiel: Die Buchstabenkombination „FIN“ muss um vier Plätze im Alphabet verschoben werden, also wird daraus „JMR“. Die jeweilige Zahl, die zum Verschieben der Buchstaben einer „b“-Frage benötigt wird, ergibt sich aus der Antwort der dazugehörigen „a“-Frage.

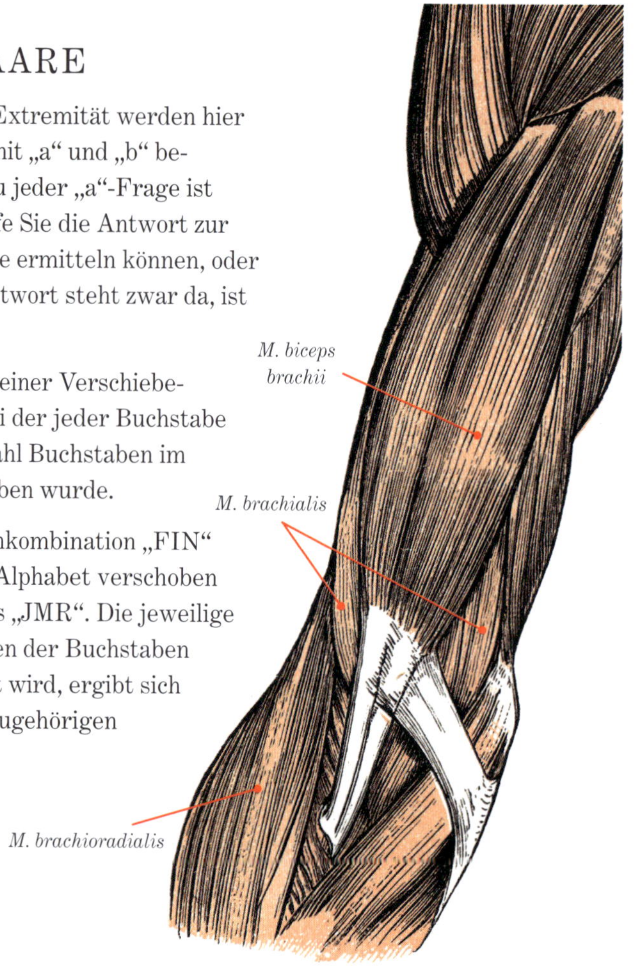

1. a) Aus wie vielen Knochen besteht das Ellbogengelenk?
   b) Welcher Muskel wirkt den Aktionen des Biceps brachii entgegen?
   WULFHSV EUDFKLL

2. a) Aus wie vielen Bereichen besteht die obere Extremität?
   b) Welche Bewegung erzeugt der ventrale Unterarm?
   JPIBMSR

3. a) Aus wie vielen Muskellogen besteht der Unterarm?
   b) Welches Nervengeflecht befindet sich in der oberen Extremität?
   RNGZWU DTCEJKCNKU

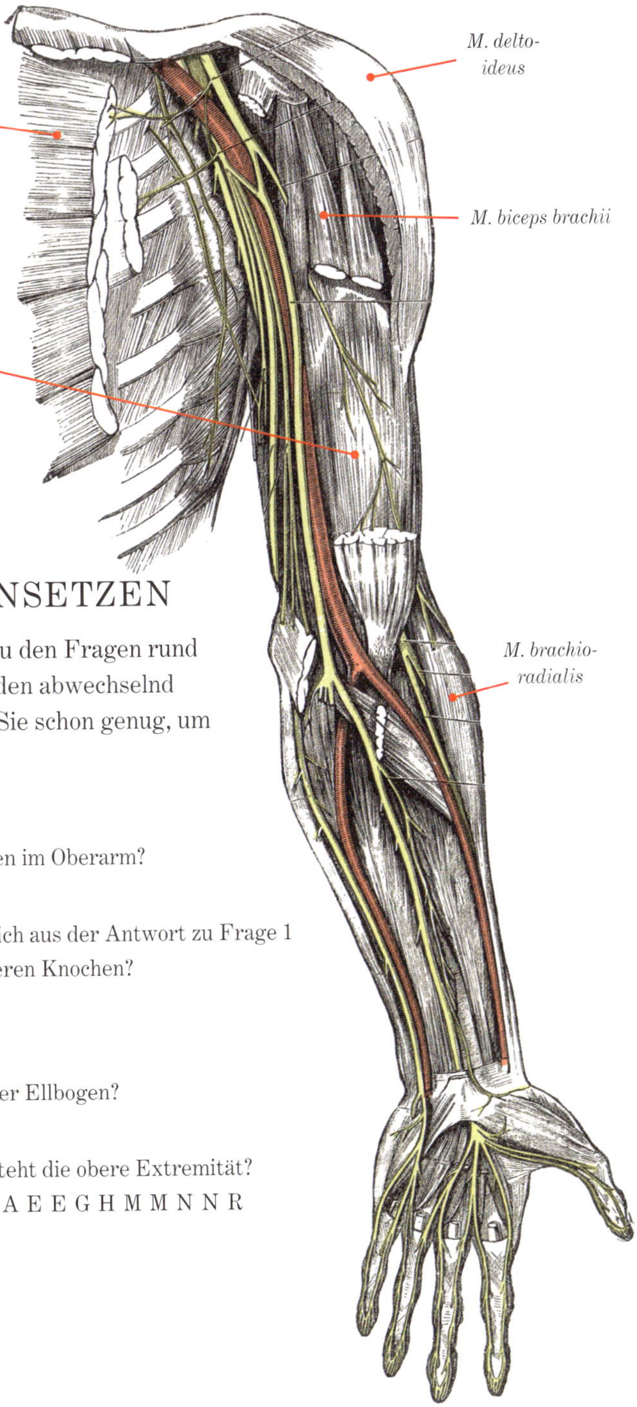

BUCHSTABEN EINSETZEN

In den folgenden Antworten zu den Fragen rund um die obere Extremität wurden abwechselnd Buchstaben entfernt. Wissen Sie schon genug, um die Lösungen zu erraten?

1. Wie heißt der größte Knochen im Oberarm?
   _U_E_U_
2. Das Ellbogengelenk bildet sich aus der Antwort zu Frage 1 sowie aus welchen zwei anderen Knochen?
   a) _P_I_H_
   b) _L_E
3. Welche Art von Gelenk ist der Ellbogen?
   S_H_R_I_R
4. Aus welchen vier Teilen besteht die obere Extremität? Diese Buchstaben fehlen: A A E E G H M M N N R
   a) _Ü_T_L
   b) _R_
   c) U_T_R_R_
   d) _A_D

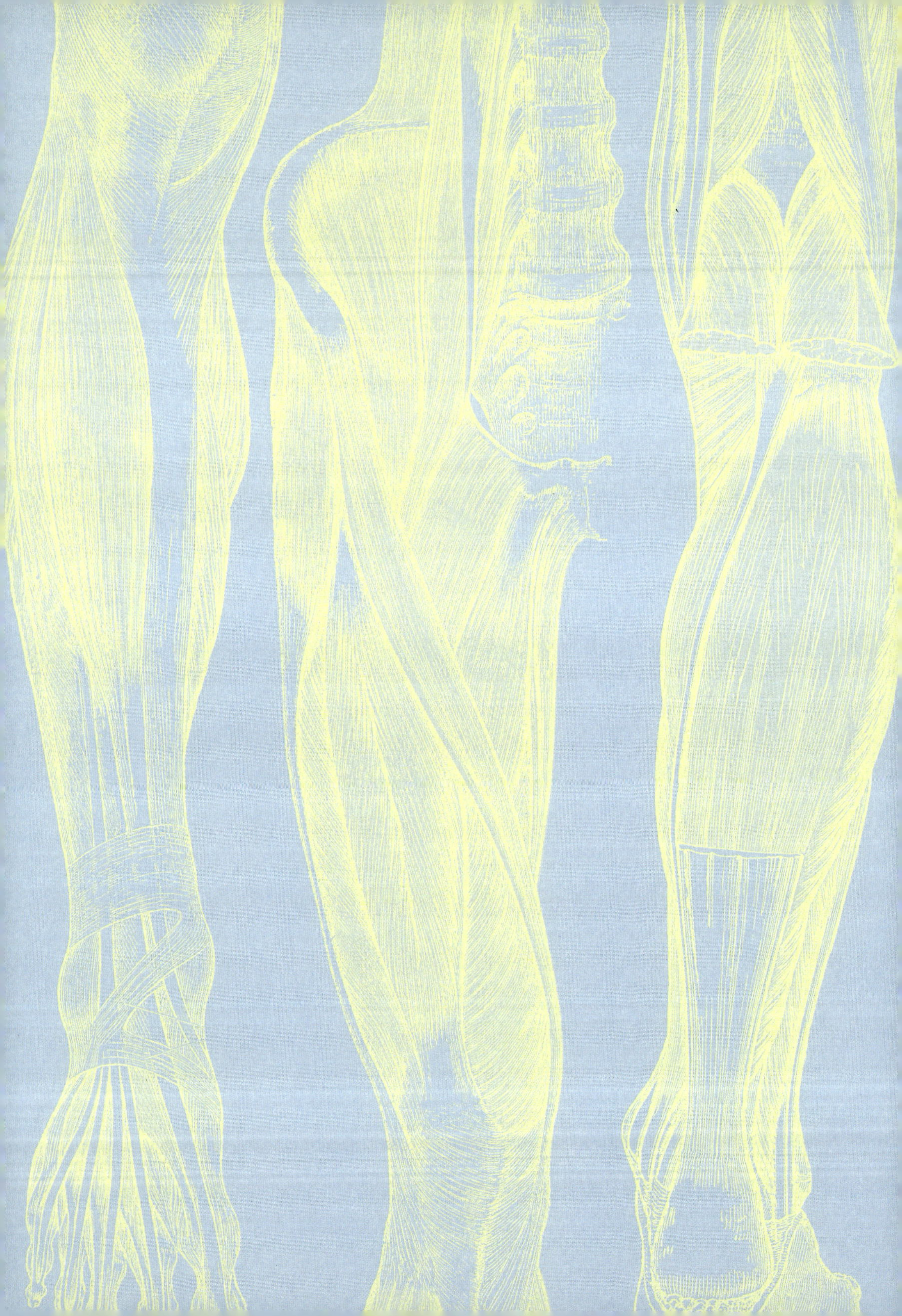

10

UNTERE EXTREMITÄT

Die untere Extremität, also das Bein, besteht aus dem Oberschenkel, dem Unterschenkel und dem Fuß.

Im Oberschenkel befindet sich ein einzelner langer Knochen – der Oberschenkelknochen (Femur). Der Unterschenkel enthält zwei Knochen, das Schienbein (Tibia) und das Wadenbein (Fibula), sowie die Kniescheibe (Patella). Die Kniescheibe ist ein Sesambein, ein Knochen, der in eine Sehne eingebettet. Babys haben noch keine Kniescheiben, sondern nur Knorpel, die erst im Alter von vier Jahren verknöchern.

Das Kniegelenk ist ein echtes Gelenk, ein Dreh-Scharniergelenk, das Flexion und Extension sowie Innen- und Außenrotation des Beins ermöglicht. Gebildet wird es aus Patella, Femur und Tibia.

Die Hüftbeuger verlaufen vom oberen Ende des Femurs zum unteren Rücken und zum Becken. Im Oberschenkel befinden sich große Muskelgruppen, wie etwa der Quadrizeps und die ischiocrurale Muskulatur. Die Muskeln in den vorderen Muskellogen des Oberschenkels, unter anderem der Musculus quadriceps femoris (der Quadrizeps), strecken das Bein am Kniegelenk aus. Die ischiocrurale Muskulatur befindet sich am hinteren Oberschenkel und dient dazu, das Knie zu beugen und die Hüfte zu strecken.

Im Unterschenkel befinden sich viele Muskeln, etwa jene, die den Knöchel, den Fuß und die Zehen bewegen. In der Wade befinden sich der formgebende M. gastrocnemius und der M. soleus.

Die Gesäßbacken bewegen die Hüfte und den Oberschenkel. Außerdem stabilisieren sie den Körper beim aufrechten Gang. Der Musculus gluteus maximus ist der größte Muskel des Menschen. Viele der Muskeln, Sehnen und Venen des Unterschenkels können bei Bedarf als „Ersatzteile“ anderswo im Körper verwendet werden – etwa die große Rosenvene, die häufig als Gefäß für einen Bypass eingesetzt wird.

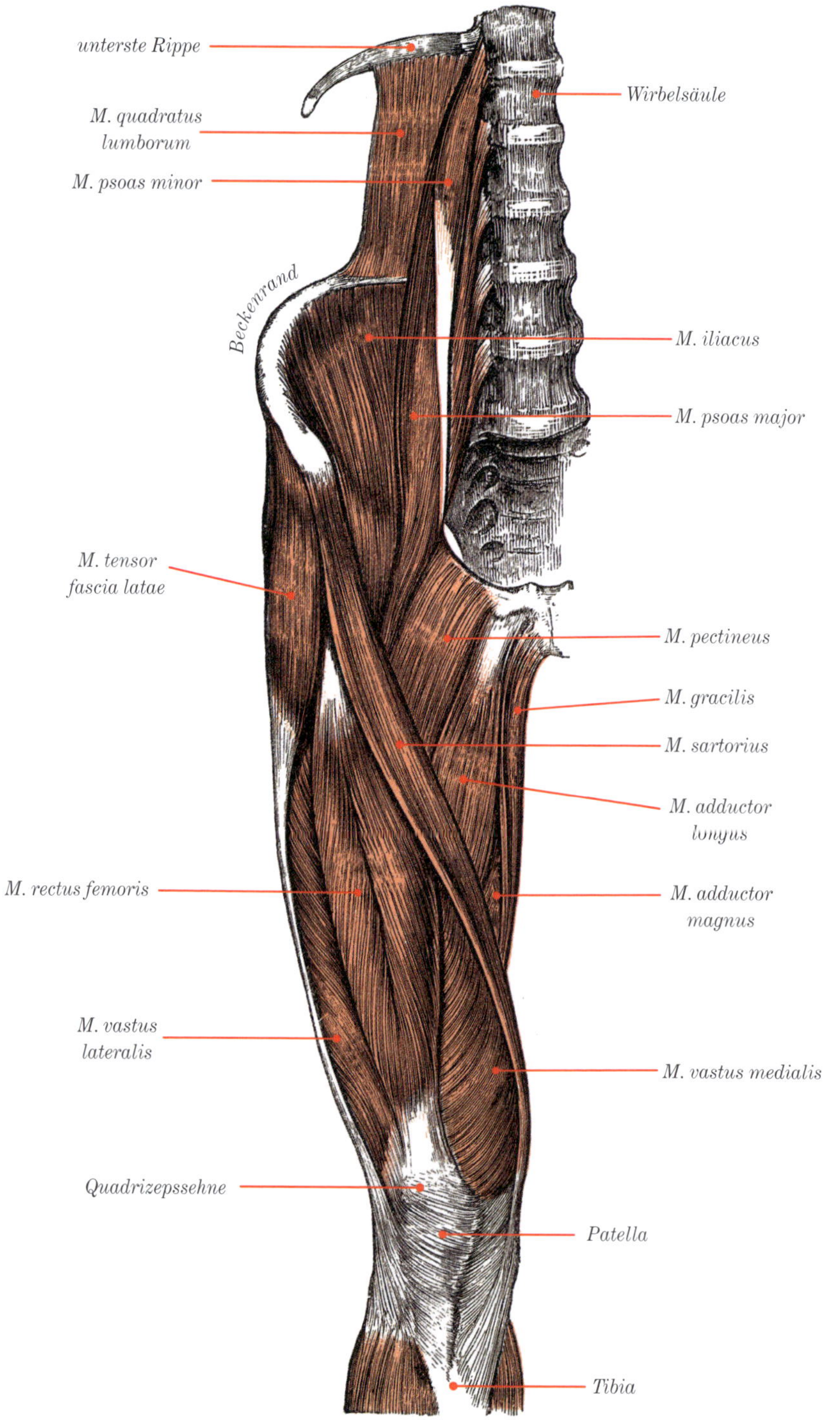
unterste Rippe
Wirbelsäule
M. quadratus lumborum
M. psoas minor
Beckenrand
M. iliacus
M. psoas major
M. tensor fascia latae
M. pectineus
M. gracilis
M. sartorius
M. adductor longus
M. rectus femoris
M. adductor magnus
M. vastus lateralis
M. vastus medialis
Quadrizepssehne
Patella
Tibia

GRUPPEN BILDEN

Ordnen Sie alle Knochen und Muskeln aus der folgenden Liste der richtigen Gruppe im linken Kasten zu.

OBERSCHENKEL-KNOCHEN
KNOCHEN IM KNIE
UNTERSCHENKEL-KNOCHEN
OBERSCHENKEL-MUSKELN
WADENMUSKELN

KNOCHEN UND MUSKELN:

- Adduktoren
- Femur
- Fibula
- M. gastrocnemius
- ischiocrurale Muskulatur
- Patella
- Quadrizeps
- M. soleus
- Tibia

ANATOMISCHES

Beantworten Sie die folgenden Fragen. Betrachten Sie die Illustration auf der vorherigen Seite und erraten Sie den Rest:

1. Wie viele verschiedene Muskeln sind auf dem Bild eingezeichnet? Die Muskeln sind die farbigen Bereiche.
2. Welcher Muskel trägt den lateinischen Beinamen „der Kleinere“? Denken Sie auch an tierische Sternbilder.
3. Welcher Knochen der Zeichnung erinnert an ein Gefäß?
4. Welcher Muskel auf der Zeichnung wurde nach dem lateinischen Wort für „Schneider“ benannt?
5. Der Name welches Muskels erinnert an ein Geliermittel, das zum Beispiel für Marmeladen verwendet wird?

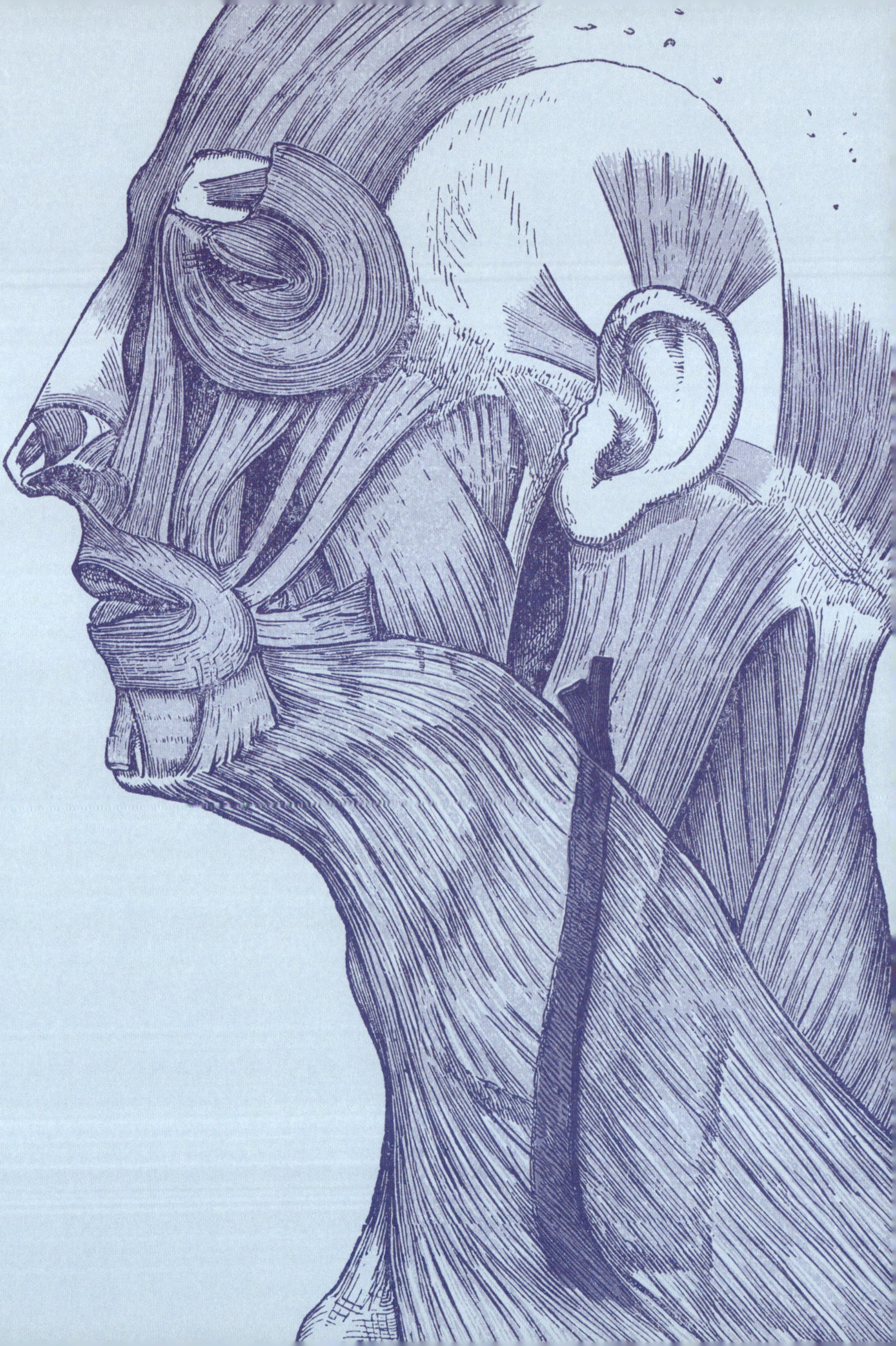

11

GESICHTSMUSKELN

Die Gesichtsmuskeln, auch mimische Muskulatur genannt, setzen am Gesichtsschädel (Viscerocranium) oder den Faszien an und verlaufen unter die Haut, wo sie im Subkutangewebe liegen. Wenn sie kontrahieren, ziehen sie die Haut zusammen, sodass Bewegung entsteht. Sie sind die einzige Muskelgruppe, die direkt in das Hautgewebe reichen.

Es gibt 43 Gesichtsmuskeln, die vom Gesichtsnerv gesteuert (stimuliert) werden. Die meisten dieser Muskeln sind rund um die Öffnungen des Gesichts (Augen, Nase, Mund) angeordnet und dienen dazu, diese zu schließen oder zu weiten.

Zu den Gesichtsmuskeln um die Augenhöhle (Orbita) gehören unter anderem der M. corrugator supercilii und der M. orbicularis oculi. Sie bewegen das Augenlid und schützen dadurch die Hornhaut des Auges.

Die Nasenmuskeln bewegen die Nase und die umliegende Haut. Zu ihnen gehören der M. compressor narium minor, der M. dilator naris anterior, der M. levator labii superioris alaeque nasi, der M. nasalis und der M. procerus. Der M. nasalis bildet die größte Gruppe.

Auch um den Mund liegen einige Muskeln: M. buccinator, M. depressor anguli oris, M. depressor labii inferioris, M. levator anguli oris, M. levator labii superioris, M. mentalis, M. orbicularis oris, M. risorius, M. zygomaticus minor und M. zygomaticus major. Diese Muskeln bewegen den Mund und die Lippen, etwa beim Singen oder Pfeifen.

Ein weiterer Gesichtsmuskel ist der M. occipitofrontalis, der einen Teil des Schädels bedeckt. Er besteht aus dem M. occipitalis, der in der Nähe des Hinterkopfbeins liegt, und dem M. frontalis, der sich im Bereich der Stirn befindet.

MATHEMATIKRÄTSEL

Welche dieser Gleichungen stimmen? Jede besteht aus verschiedenen Kategorien, die zur Gesichtsmuskulatur gehören. Die Anzahl der Teile in der jeweiligen Kategorie wird dann in die Gleichung eingesetzt. Beispiel: Es gibt fünf Nasenmuskeln, also wird an diese Stelle die Zahl „5“ eingesetzt. Tragen Sie die Zahlen in die Tabelle unten ein, um die Übersicht zu behalten.

1. Arten von Gesichtsöffnungen + Teile des M. occipitofrontalis = Nasenmuskeln
2. Muskeln um den Mund ÷ Teile des M. occipitofrontalis = Nasenmuskeln
3. (Muskeln um den Mund - Nasenmuskeln) + Muskelgruppen im Körper, die in die Haut reichen = Arten von Gesichtsöffnungen
4. (Arten von Gesichtsöffnungen + Muskelgruppen im Körper, die in die Haut reichen) × Muskeln um den Mund + Teile des M. occipitofrontalis = Gesichtsmuskeln
5. (Gesichtsmuskeln + Nasenmuskeln + Teile des M. occipitofrontalis) ÷ Muskeln um den Mund = Nasenmuskeln

KATEGORIE	ANZAHL
Nasenmuskeln	5
Gesichtsmuskeln	
Muskeln um den Mund	
Teile des M. occipitofrontalis	
Arten von Gesichtsöffnungen	
Muskelgruppen im Körper, die in die Haut reichen	

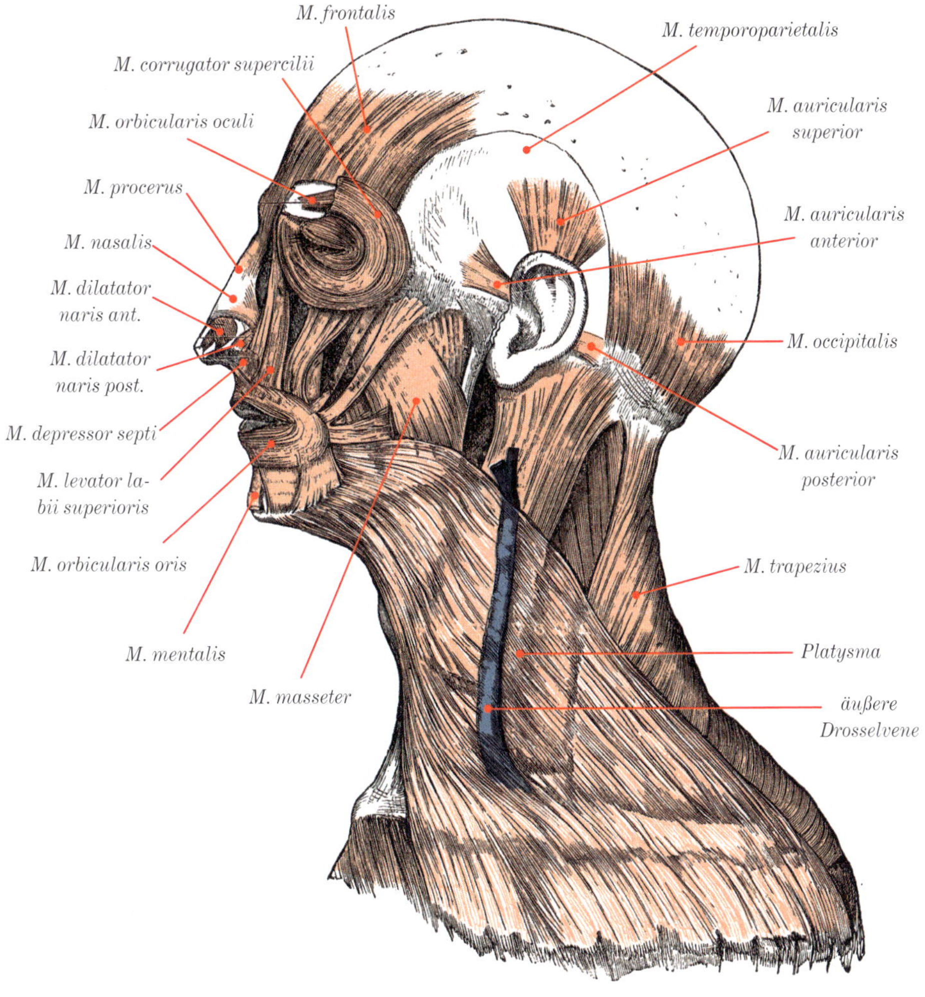

UM DIE ECKE DENKEN

Lösen Sie die folgenden verschlüsselten Rätselaufgaben. Die Lösungswörter finden sich entweder im Einleitungstext oder in der Zeichnung der Gesichtsmuskulatur.

1. Eine Hälfte einer Schokolinsen-Marke sowie ihre Konjunktion. (4)
2. Große Menge eines Straßenbelags mit einem Abzug. (8)
3. Könnte der Muskel eines Zirkusartisten sein. (8)

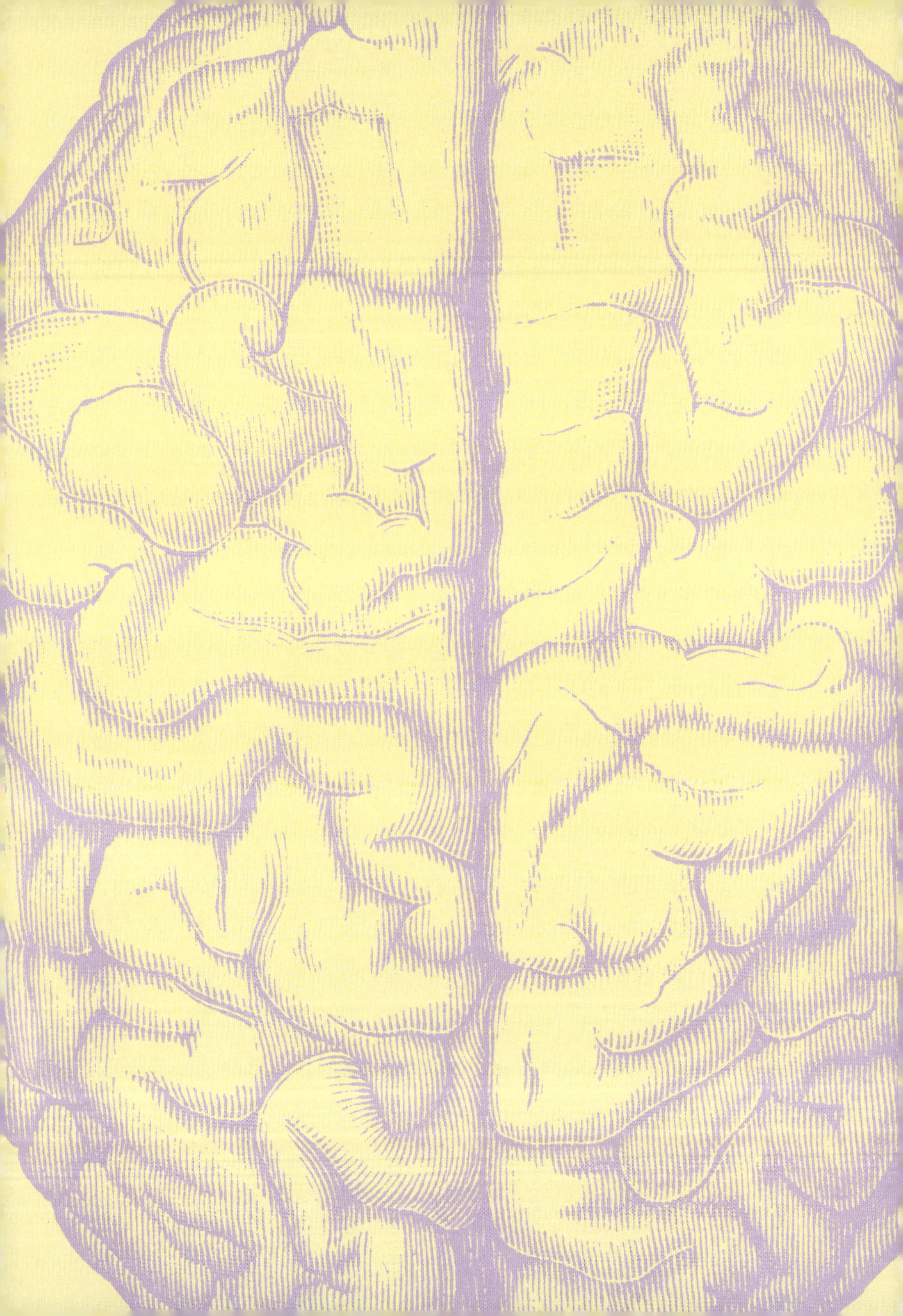

12

GEHIRN

Das Gehirn ist eine gallertartige Masse aus Gewebe und Nerven, die mit dem Rückenmark verbunden sind. Es sorgt dafür, dass wir denken, sehen, fühlen, sprechen und hören können. Außerdem speichert es Erinnerungen, steuert unsere Bewegungen und kontrolliert die Atmung.

Das Gehirn kann grob in drei Bereiche unterteilt werden: das Großhirn, das Kleinhirn und den Hirnstamm. Das Großhirn ist der Hauptteil des Gehirns, der sich vorn im Schädel befindet. Es besteht aus einer linken und einer rechten Gehirnhälfte (Hemisphäre), die durch eine Längsfurche voneinander getrennt sind. Jede Gehirnhälfte steuert die gegenüberliegende Körperseite. Das Großhirn ist für zahlreiche Funktionen verantwortlich, etwa für das Sehen, das Hören, die Gefühle, die Sprache und das Gehen.

Jede Hemisphäre besteht aus vier sogenannten Lappen: Stirn- oder Frontallappen, Scheitel- oder Parietallappen, Schläfen- oder Temporallappen und Hinterhaupts- oder Okzipitallappen. Jedem Lappen unterstehen bestimmte Funktionen. Der Stirnlappen steuert zum Beispiel die Persönlichkeit, die Entscheidungsfindung und das logische Denken, während der Schläfenlappen unter anderem für das Gedächtnis und den Geruchssinn zuständig ist.

Das Kleinhirn oder Cerebellum befindet sich im hinteren Bereich des Schädels. Es steuert die willkürlichen Bewegungen, wie etwa die Haltung, den Gleichgewichtssinn, die Koordination und die Sprache.

Der Hirnstamm liegt unterhalb des Gehirns und verbindet das Großhirn mit dem Rückenmark. Zu ihm gehören das Mittelhirn, der Pons (die Brücke) und die Medulla oblongata (das Markhirn). Der Hirnstamm steuert lebenswichtige Funktionen, unter anderem die Atmung, die Herzfrequenz, den Blutdruck und das Schlucken.

BUCHSTABENSALAT

Die Buchstaben der Bezeichnungen (oder Teilen davon), die sie in der Illustration auf der gegenüberliegenden Seite sehen können, wurden durcheinandergewürfelt. Können Sie diesen Buchstabensalat in die richtige Reihenfolge bringen und die richtigen Wörter ermitteln? Leer- und andere Zeichen kommen nicht unbedingt so in der Illustration vor.

1. Appell an Front
2. Saatrille
3. Ihren Link
4. Ellipse pachten
5. Schauerlicher Fond
6. Irre Info
7. Mosel-Pirat

EIN AUGE FÜRS DETAIL

Schauen Sie sich das Diagramm auf der gegenüberliegenden Seite genau an und beantworten Sie die folgenden Fragen.

1. Wie oft kommt ein superiorer Sulcus im Bild vor?
2. Wie viele Sulci sind insgesamt im Bild bezeichnet?

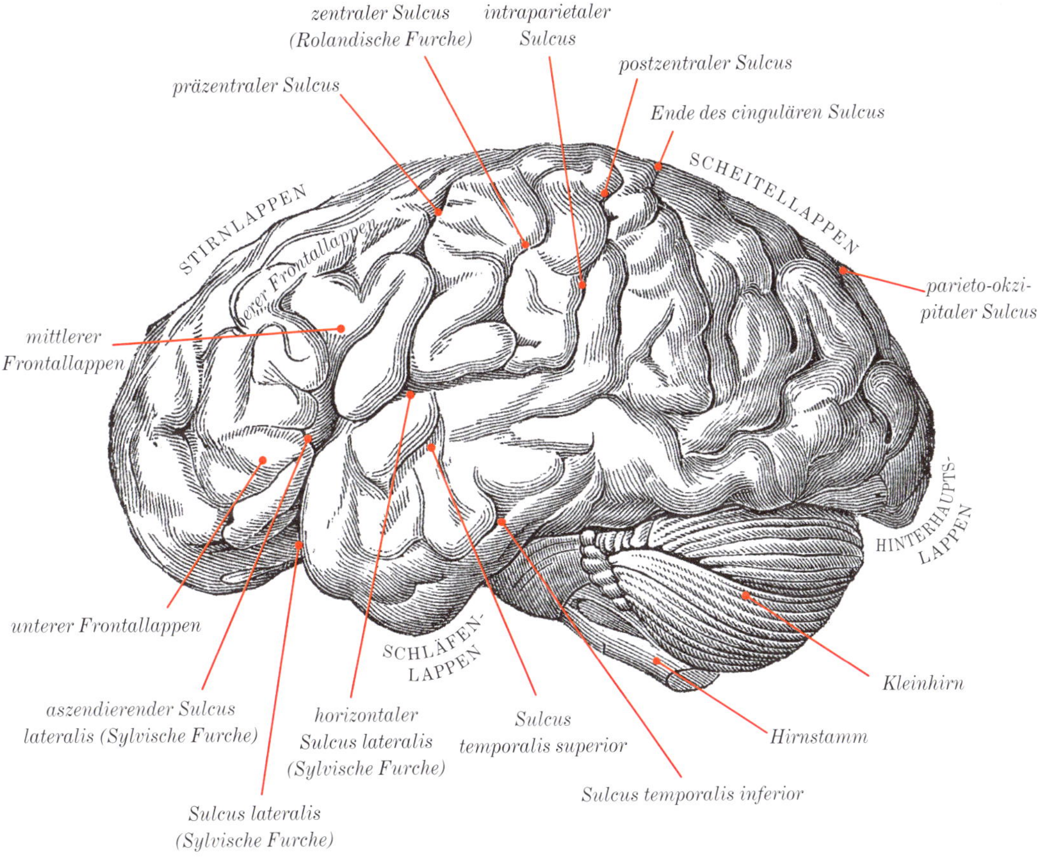

UM DIE ECKE DENKEN

Beantworten Sie die verschlüsselten Hinweise rund um das Gehirn. Die Lösungen finden sich entweder in der Illustration auf dieser Seite oder im Einleitungstext.

1. Ein Organ, das in einem Hering vermischt liegt (6)
2. Aluminium, das hinter einer Fassade angebracht wird, stirnbezogen (7)
3. Das baumstarke Fundament des Denkorgans (9)

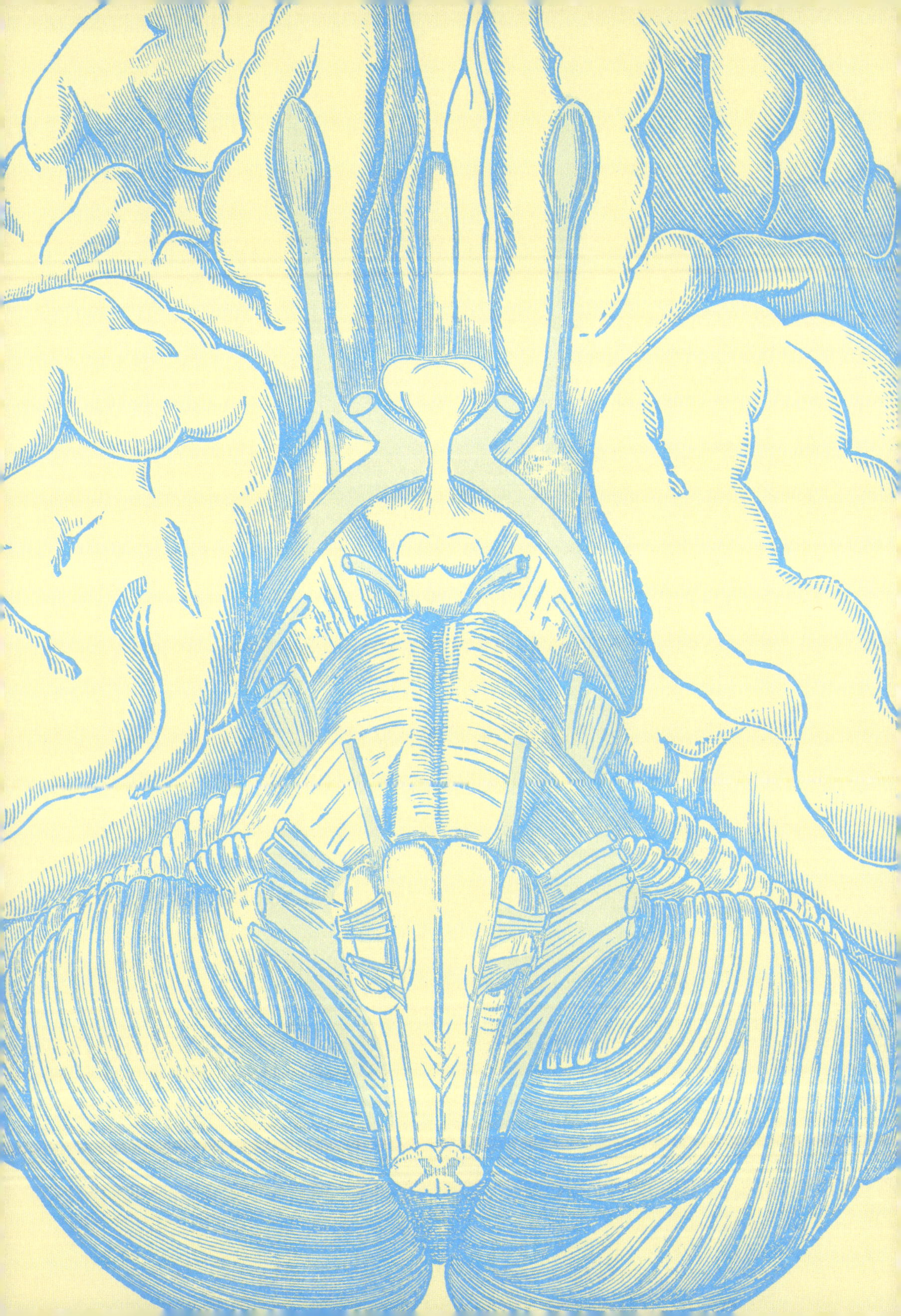

13
HIRNNERVEN

Die Hirn- oder Kranialnerven sind 12 paarige Nerven, die direkt aus dem Gehirn entspringen. Jedes Paar ist entweder für Sinneswahrnehmungen, Bewegung oder für beides verantwortlich. Die Sinnesnerven steuern den Sehsinn, den Geruchssinn und das Gehör. Die Bewegungs- oder motorischen Nerven steuern die Bewegungen der Muskeln.

Die Hirnnerven sind nach ihrer Funktion benannt und mit römischen Zahlen durchnummeriert (I-XII). Der Riechnerv und der Sehnerv entspringen aus dem Großhirn, aber die anderen zehn kommen direkt aus dem Hirnstamm. Es gibt die folgenden Hirnnerven (in numerischer Reihenfolge): Riechnerv, Sehnerv, Augenbewegungsnerv, Augenrollnerv, Drillingsnerv, Augenabziehnerv, Gesichtsnerv, Hör- und Gleichgewichtsnerv, Zungen-Rachen-Nerv, Vagusnerv, Akzessoriusnerv und Unterzungennerv.

Der Vagusnerv (X) ist der längste Hirnnerv, der so benannt wurde, weil er umherschweift wie ein Vagabund und seine sensorischen Fasern vom Hirnstamm bis in die Organe reichen. Er steuert zahlreiche vegetative Funktionen und sendet motorische und sensorische Signale an alle Organe im Körper, auch zum Herz.

Der Riechnerv (I) ist der kürzester Hirnnerv. Er tritt durch die Siebplatte aus dem Gehirn aus und überträgt Sinnesreize für den Geruchssinn.

Auch der Gesichtsnerv (VII) ist bemerkenswert. Er entspringt aus dem Pons (der „Brücke“ im Hirnstamm) und steuert die Muskeln, die für die Mimik zuständig sind. Außerdem überträgt er Geschmacksreize aus den vorderen zwei Dritteln der Zunge. Die Bell'sche Parese ist eine Art der Gesichtslähmung, bei der eine Gesichtsseite erschlafft. Die Ursache für diese Lähmung des Gesichtsnervs ist oft unbekannt.

Der Akzessoriusnerv (XI) und der Unterzungennerv (XII) sind zwei motorische Nerven. Ersterer bewegt Muskeln im Hals (den „Kopfwender“ M. sternocleidomastoideus) und im Rücken (M. trapezius), letzterer ist für die Muskulatur der Zunge zuständig.

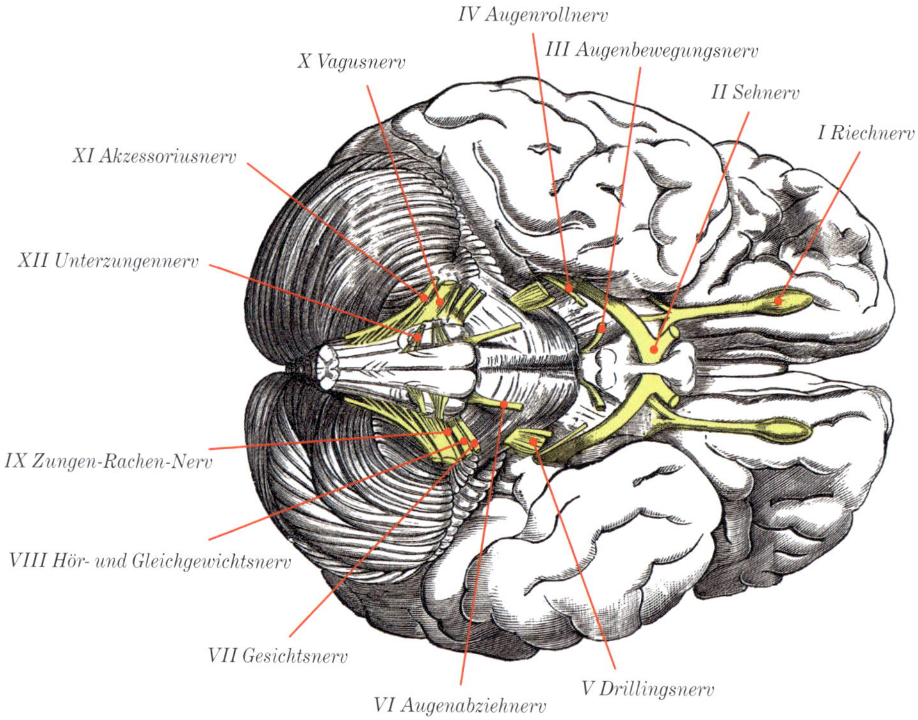

PAARE BILDEN

Ordnen Sie jeden Hirnnerv aus der linken Spalte einer Funktion aus der rechten Spalte zu und verbinden Sie die zusammengehörigen Felder durch eine Linie.

HIRNNERV
Riechnerv (I)
Sehnerv (II)
Augenbewegungsnerv (III)
Gesichtsnerv (VII)
Hör-Gleichgewichtsnerv (VIII)
Vagusnerv (X)
Akzessoriusnerv (XI)
Unterzungennerv (XII)

FUNKTION
Lässt uns mit dem Kopf nicken und den Schultern zucken.
Überträgt Sinnesreize für den Geruchssinn.
Ist der längste Hirnnerv. Sein Name kommt vom lateinischen Begriff für „umherschweifen“.
Versorgt die Muskeln der Zunge, außer den Gaumen-Zungen-Muskel.
Verantwortlich für den Großteil der Augenbewegungen.
Überträgt optische Reize.
Überträgt akustische Reize und sorgt für Gleichgewicht.
Steuert unsere mimischen Muskeln.

CHIFFREN-PAARE

Die Fragen zur den Hirnnerven werden hier paarweise gestellt und mit „a“ und „b“ bezeichnet. Die Antwort zu jeder „a“-Frage ist eine Zahl, mit deren Hilfe Sie die Antwort zur dazugehörigen „b“-Frage ermitteln können, oder umgekehrt. Jede „b“-Antwort steht zwar da, ist aber verschlüsselt.

Die Antworten sind mit einer Verschiebe-Chiffre verschlüsselt, bei der jeder Buchstabe um eine bestimmte Anzahl Buchstaben im Alphabet weiterverschoben wurde. Beispiel: Die Buchstabenkombination „FIN“ muss um vier Plätze im Alphabet verschoben werden, also wird daraus „JMR“. Die jeweilige Zahl, die zum Verschieben der Buchstaben einer „b“-Frage benötigt wird, ergibt sich aus der Antwort der dazugehörigen „a“-Frage.

1. a) Wie viele Hirnnerven entspringen aus dem Großhirn?

   b) Durch welche Struktur im Gehirn führen die Fasern des Riechnervs?

   UKGDRNCVVG

2. a) Wie viele Hirnnerven gibt es?

   b) Welcher Teil des Körpers ist betroffen, wenn eine Bell’sche Parese diagnostiziert wird?

   SQEUOTF

3. a) Welche Zahl kennzeichnet den längsten der Hirnnerven?

   b) Welcher Hirnnerv versorgt die Lungen?

   FKQEC

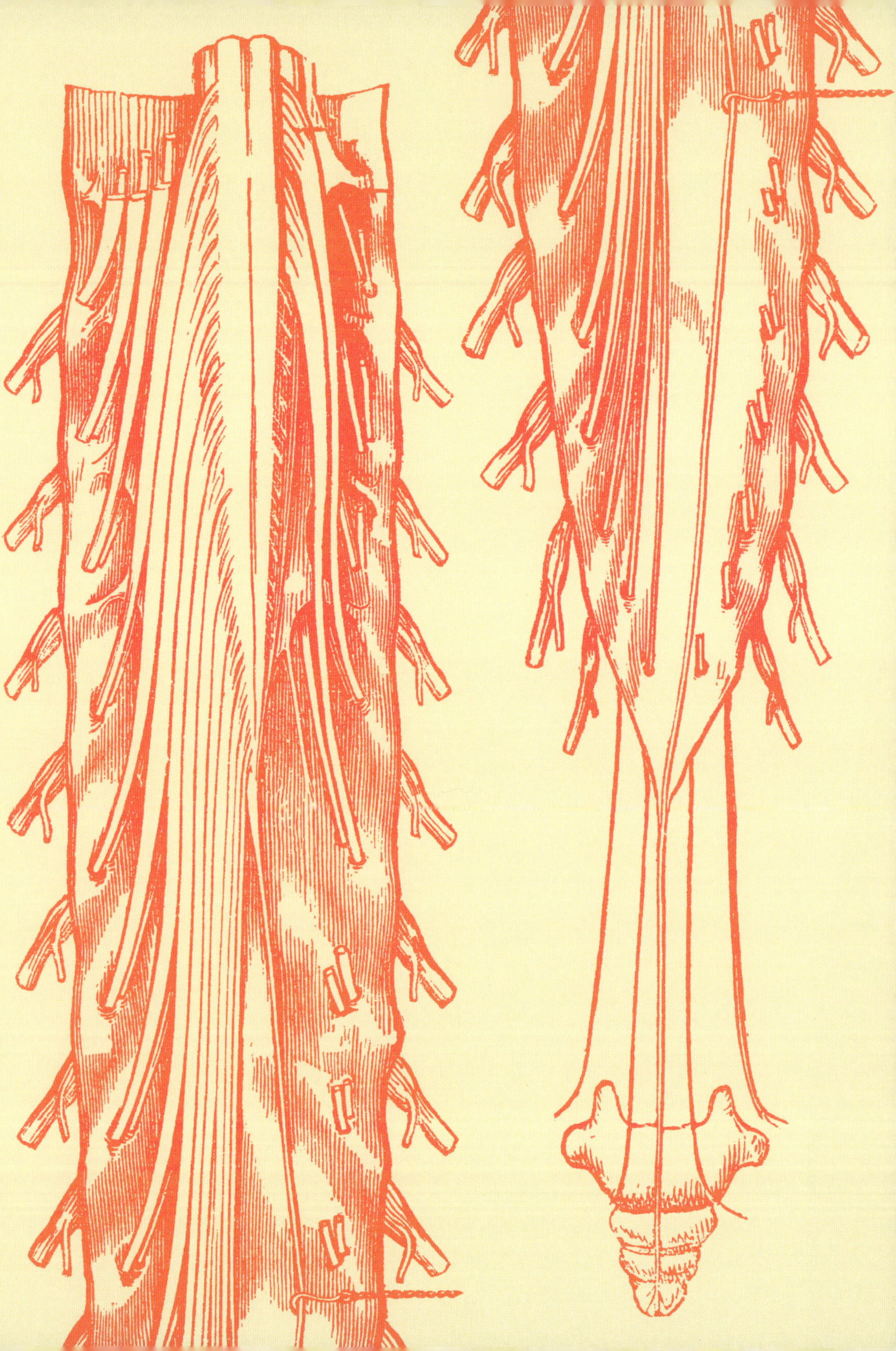

14

RÜCKENMARK

Das Rückenmark ist ein grauer Strang aus Nerven- und anderen Zellen. Es verläuft vom Hirnstamm bis zu den Lendenwirbeln am unteren Ende der Wirbelsäule. Zusammen mit dem Gehirn bildet das Rückenmark das zentrale Nervensystem des Körpers.

Das Rückenmark entspringt aus dem Schädel und ist eine Fortsetzung eines Teil des Hirnstamms – der Medulla oblongata. Es führt innerhalb der Wirbelsäule nach unten, in einem aus den Wirbeln gebildeten Hohlraum, dem Wirbelkanal.

Innerhalb des Wirbelkanals ist das Rückenmark von Meningen (Hirnhäuten) umgeben. In ihnen befindet sich Liquor cerebrospinalis, die Cerebrospinalflüssigkeit (CSF). Die Meningen sind Bindegewebsschichten, die das Gehirn und das Rückenmark umschließen. Es gibt drei Lagen, von außen nach innen sind das: Dura mater, Arachnoidea mater und Pia mater. Die CSF befindet sich im Subarachnoidalraum zwischen der Arachnoidea mater und der Pia mater.

Auf der Höhe des L2-Wirbels verjüngt sich das Rückenmark und bildet den Conus medullaris. Das der Strang in diesem Bereich endet, füllt er nur etwa zwei Drittel des Wirbelkanals. Am Ende des Rückenmarksstrangs verlaufen die Spinalnerven als Faserstrang weiter und bilden die sogenannte Cauda equina („Pferdeschweif“).

Das Rückenmark hat zwei auffällige Verdickungen: die zervikale und die lumbale. Diese Verdickungen gehören zu den großen Nervengeflechten, die für die Versorgung der Gliedmaßen zuständig sind. Stabilisiert wird das Rückenmark durch das Filum terminale, einen Bindegewebsstrang, der es am ersten Wirbel des Steißbeins verankert.

FEHLENDE BUCHSTABEN

Zu den folgenden Fragen sind die Antworten bereits gegeben, aber es fehlen alle Buchstaben, die auch im Wort „NERVENSTRANG“ vorkommen. Können Sie mithilfe der Informationen in diesem Kapitel die Lösungen ermitteln?

1. Welche Struktur ist auf der Zeichnung mit „A“ markiert?

   CUD QI

2. Welche Struktur ist auf der Zeichnung mit „B“ markiert?

   FILUM TL

3. Welche beiden Verdickungen des Rückenmarks gibt es?

   ZIKL und LUMBL

4. Das Rückenmark bildet mit welcher anderen Struktur das zentrale Nervensystem?

   HI

5. Welche ist die innerste Schicht der Meningen?

   PI M

6. Bei einer Lumbalpunktion wird Cerebrospinalflüssigkeit (CSF) aus dem Rückenmark entnommen. In welchem Raum befindet sich die CSF?

   UBCHOIDLUM

BEDEUTUNGSWANDEL

Finden Sie die Lösungswörter, die zu den folgenden Beschreibungen passen. Jedes hat als Ausgangswort einen anatomischen Begriff aus der Zeichnung gegenüber, aber ein Buchstabe wurde entfernt oder hinzugefügt.

Käme etwa das Wort „Zehen“ vor, könnte man ein „e“ entfernen, sodass „zehn“ herauskommt. Oder man fügt zum Wort „Auge“ein „l“ hinzu und erhält „Lauge. Die Zahlen geben die Buchstaben der gesuchten Wörter an.

Da auf der Zeichnung nur wenige Wörter vorkommen, kann es auch sein, dass eines davon mehr als nur einmal verwendet wird.

1. bewegte Bilder (4)
2. koffeinhaltiger Tee (4)
3. Stadt in der Toskana (4)
4. akademischer Grad (6)

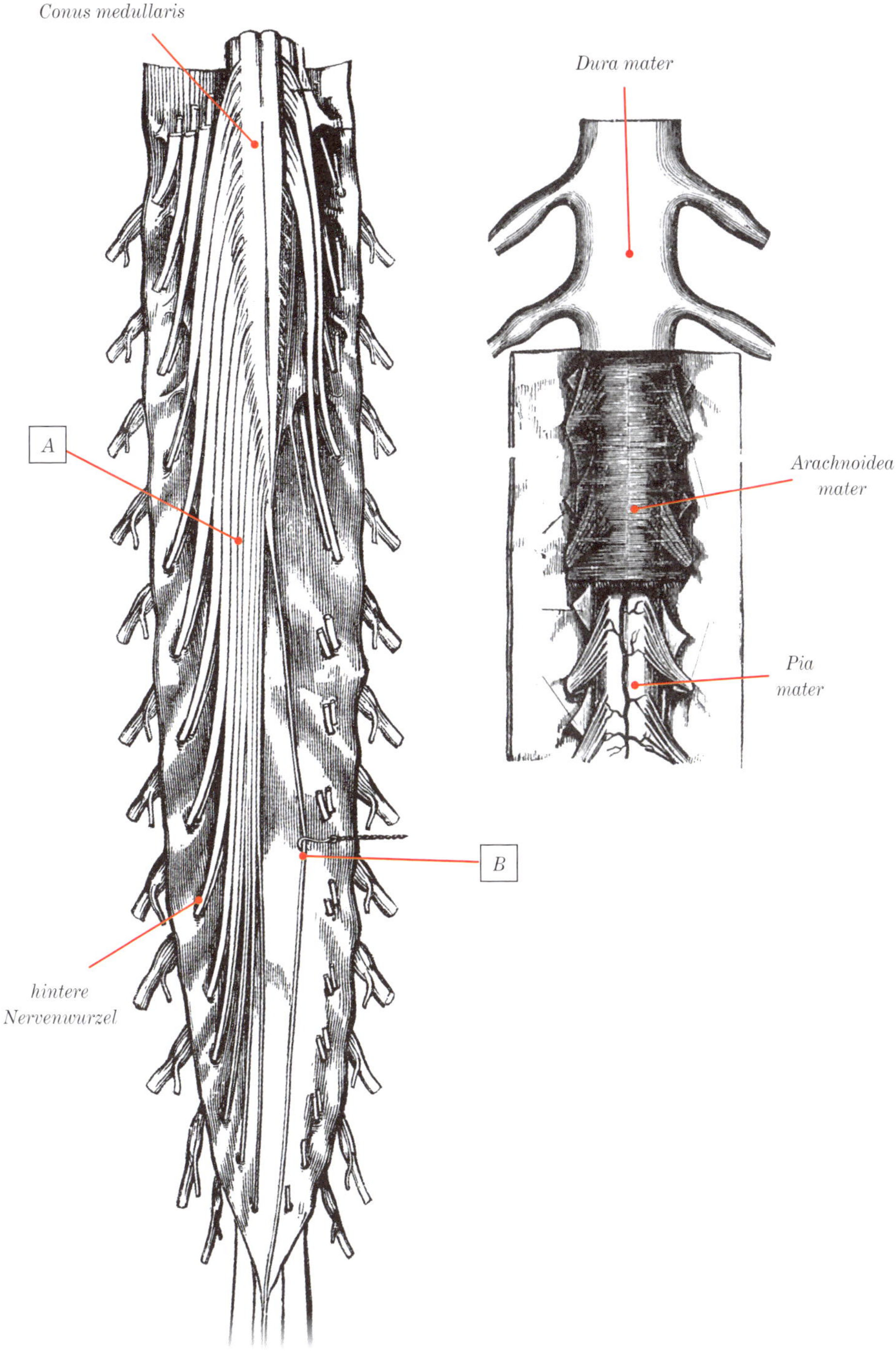
Conus medullaris
Dura mater
A
Arachnoidea mater
Pia mater
B
hintere Nervenwurzel

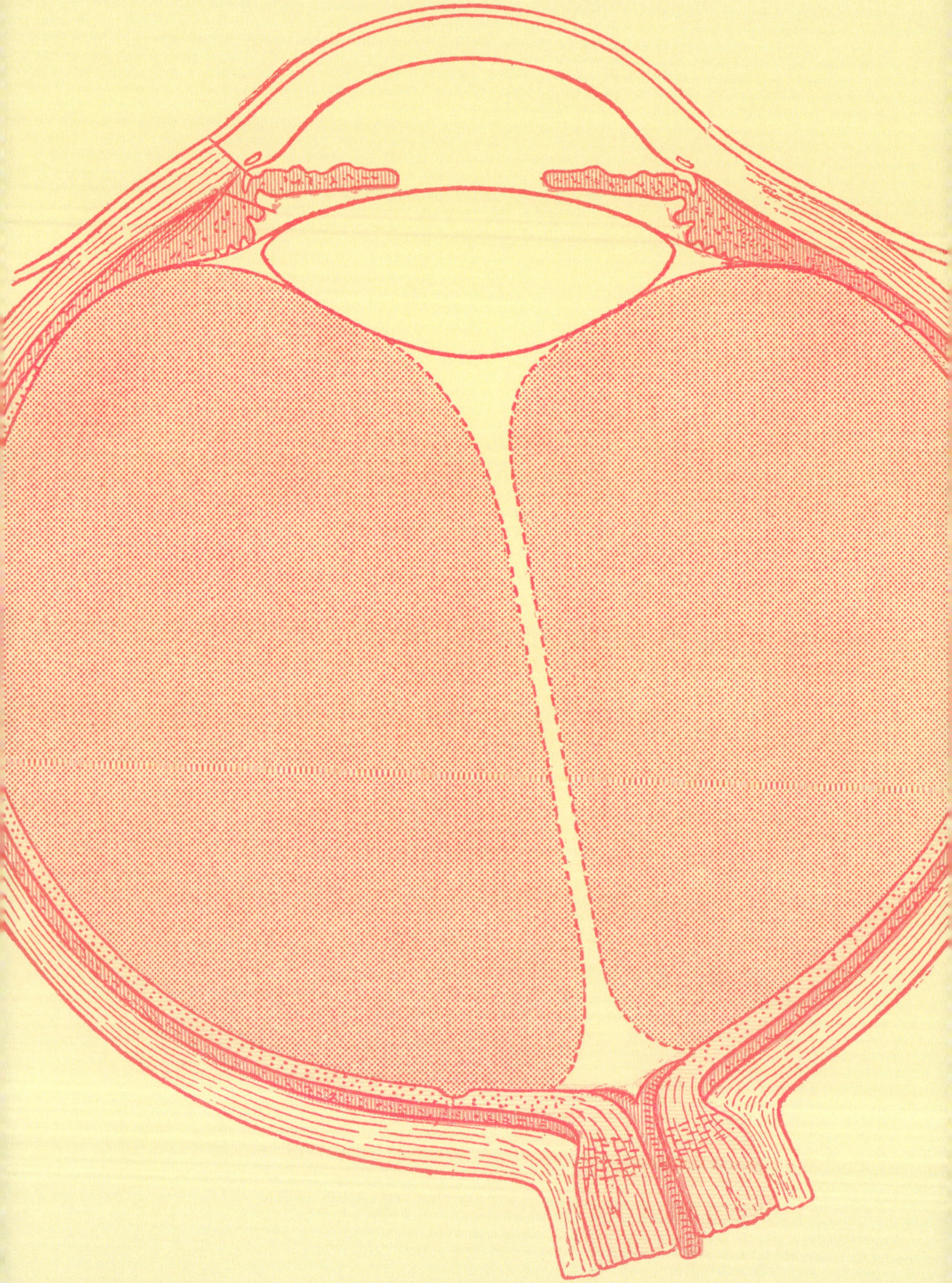

15

AUGE

Das Auge ist ein Sinnesorgan, das in einer knöchernen Augenhöhle (Orbita) im Schädel eingebettet liegt. Die Augen sind symmetrisch angeordnet. In jeder Augenhöhle befinden sich Blutgefäße und Nerven sowie die sechs extraokulären Muskeln, die nicht am Auge haften, aber den Augapfel und das obere Augenlid bewegen. Die Augenhöhle wird von den Augenlidern bedeckt. Diese dünnen Hautfalten schützen das Auge und versorgen es mit Feuchtigkeit.

Der Augapfel besteht aus drei Schichten: die äußere, die mittlere und die innere Augenhaut. Die äußere Augenhaut besteht aus Lederhaut (Sklera) und Hornhaut (Cornea). Sie geben dem Auge seine Form.

In der mittleren Schicht befinden sich die Aderhaut (Choroidea), der Ziliarkörper und die Iris. Die Aderhaut besteht aus Bindegewebe und Blutgefäßen, die der Versorgung der äußeren Netzhaut (Retina) dienen. Die dünne Netzhaut ist die innere Augenhaut, die Licht in Nervenimpulse umwandelt und an das Gehirn weiterleitet.

Der zweiteilige Ziliarkörper (Ziliarmuskel und -fortsätze) steuert die Linse und ist an der Produktion des Kammerwassers beteiligt (die Flüssigkeit in der Augenkammer, die den Druck aufrechterhält).

Die Iris ist rund und hat eine Öffnung in der Mitte (die Pupille), deren Durchmesser durch die glatte Irismuskulatur verändert werden kann. Dieser Teil ist pigmentiert und reguliert die Menge des Lichts, die in das Auge einfallen kann.

Die Linse liegt an der vorderen Fläche des Auges, zwischen dem Kammerwasser und der Pupille. Die Form der Linse wird durch den Ziliarkörper gesteuert.

GEHEIMER CODE

Die Antworten zu den folgenden Fragen sind alle nach einem bestimmten System verschlüsselt. Die Ziffern geben dabei einen Hinweis auf Buchstaben im Alphabet.

Knacken Sie den Code, um die Lösungen zu ermitteln. Die Leerzeichen zwischen den Wörtern sind als kleine Hilfestellung bereits vorgegeben.

1. Welcher Teil des Auges enthält die Augenfarbe?
   918919
2. Welcher Teil des Auges absorbiert Licht?
   185209141
3. Die extraokulären Muskeln bewegen welche beiden Teile des Auges?
   a. 152518519 12175141294
   b. 12171166512
4. Aus welchen Teilen besteht die äußere Augenhaut (lateinische Begriffe)?
   a. 1911125181
   b. 315181451
5. Aus wie vielen Knochen besteht jede Augenhöhle?
   19952514
6. Wie nennt man die zentrale Öffnung des Auges?
   162116912125

BEDEUTUNGSWANDEL

Finden Sie die Lösungswörter, die zu den folgenden Beschreibungen passen. Jedes ähnelt einem Begriff aus der Zeichnung gegenüber, aber ein Buchstabe wurde entfernt oder hinzugefügt. Beispiel: Aus dem Wort „Zehen“ (käme es vor) ein „e“ entfernen und „zehn“ bilden. Oder aus dem Wort „Auge“ mit einem „l“ den Begriff „Lauge“ bilden. Die Zahlen geben die Anzahl der Buchstaben der gesuchten Wörter an.

1. Hülsenfrüchte (6)
2. den After betreffend (4)
3. ein luftförmiger Stoff (6)
4. Griechischer Weißwein mit Harznote (7)

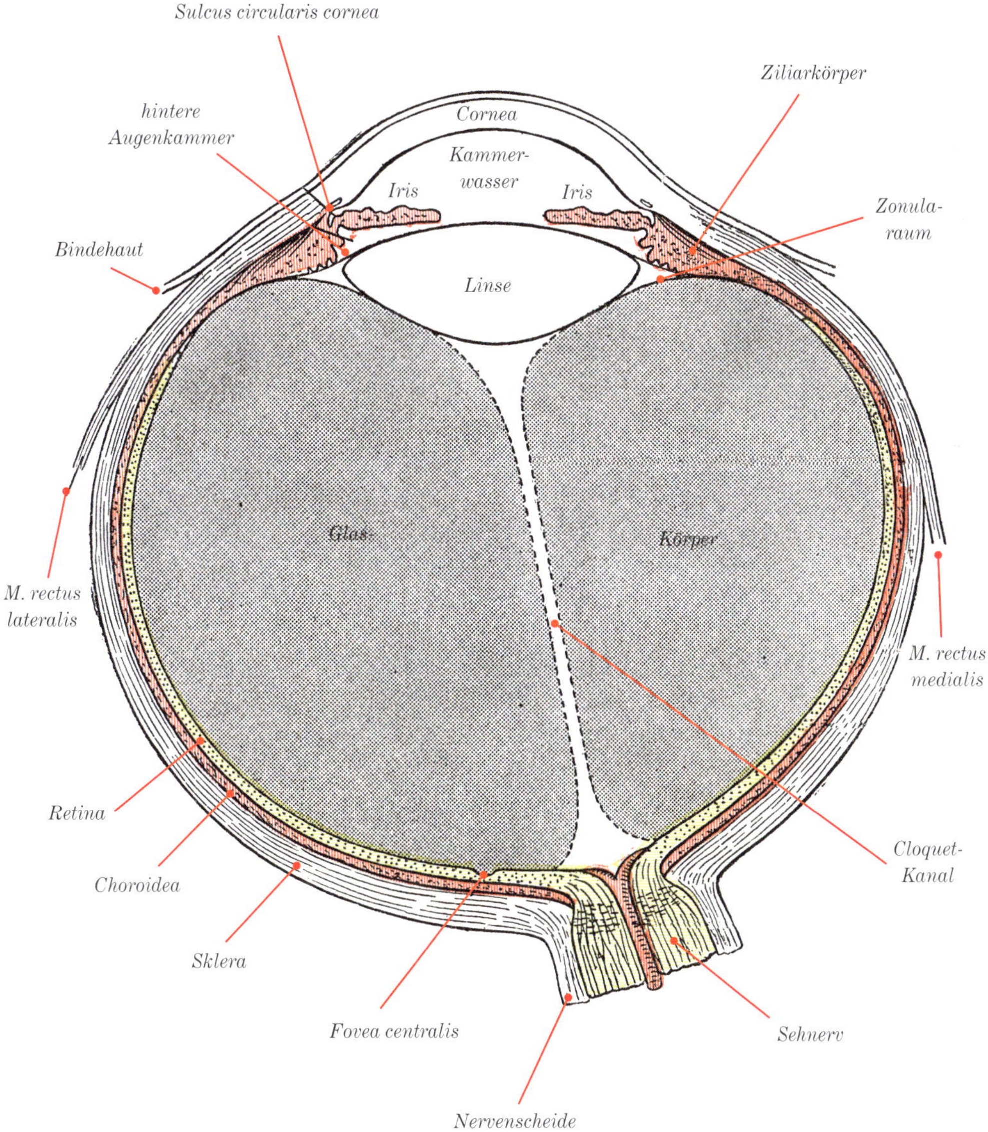
Sulcus circularis cornea
Ziliarkörper
hintere Augenkammer
Cornea
Kammer-wasser
Iris
Iris
Zonula-raum
Bindehaut
Linse
Glas-
Körper
M. rectus lateralis
M. rectus medialis
Retina
Cloquet-Kanal
Choroidea
Sklera
Fovea centralis
Sehnerv
Nervenscheide

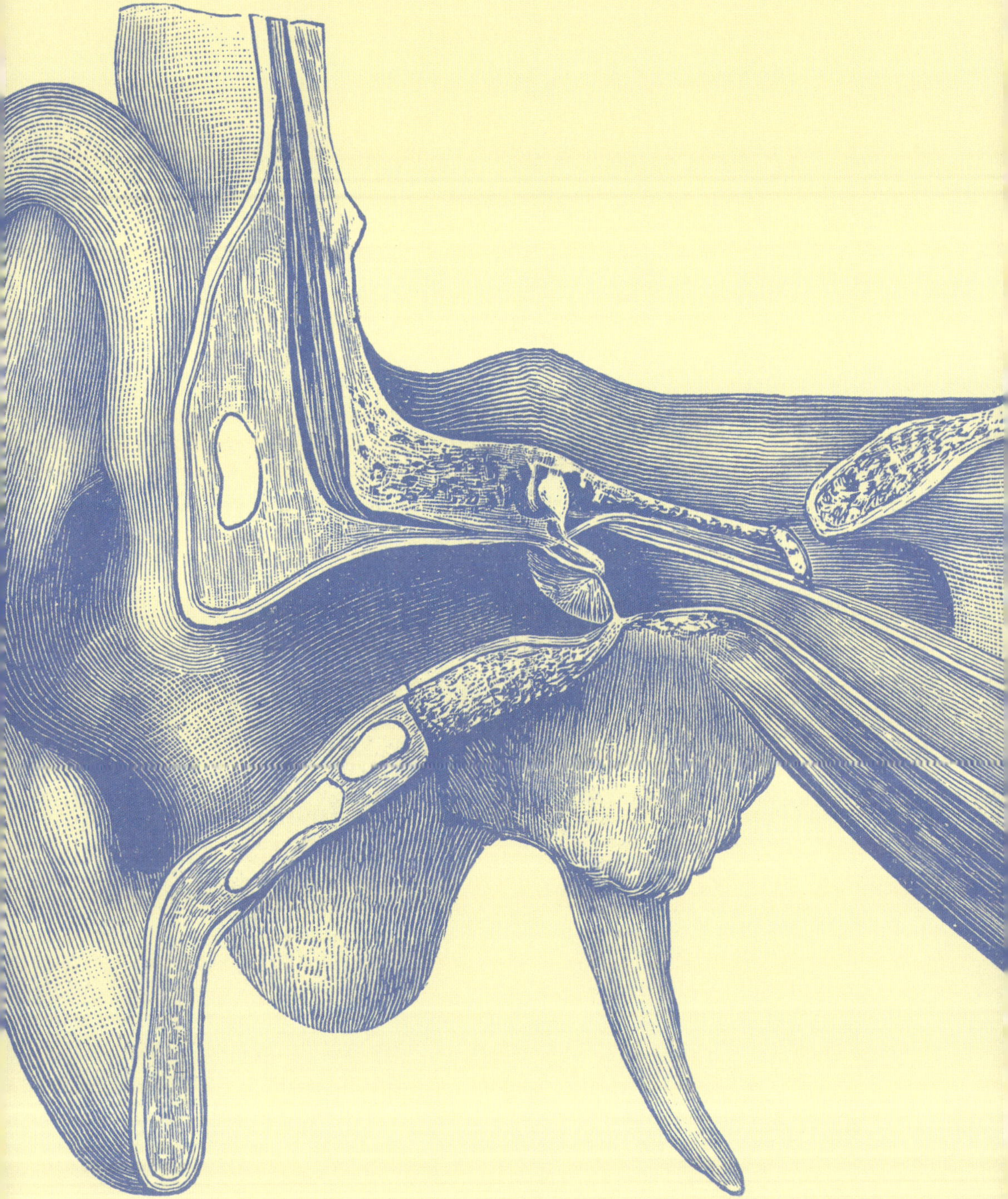

16

OHR

Das Ohr ist das Gehör- und Gleichgewichtsorgan und wird in drei Teile unterschieden: das Außenohr, das Mittelohr und das Innenohr.

Zum Außenohr gehören unter anderem die Ohrmuschel (Auricula) und der äußere Gehörgang (Ohrkanal). Es reicht bis zum Trommelfell. Die Ohrmuscheln befinden sich an den Seiten des Kopfs. Meist sind sie gemeint, wenn von den Ohren die Rede ist. Ihre Trichterform dient dazu, Schallwellen in den äußeren Gehörgang zu leiten. Die Ohrmuschel besteht vorwiegend aus Knorpelgewebe und hat einen geschwungenen Rand, die Helix. Das Ohrläppchen (Lobulus) enthält keine Knorpel und es ist jener Teil des Ohrs, in dem Ohrringe getragen werden.

Das Mittelohr liegt im Schläfenbein und überträgt die Schwingungen des Trommelfells über die Gehörknöchelchen an das Innenohr. Diese drei kleinen Knochen heißen Hammer (Malleus), Amboss (Incus) und Steigbügel (Stapes). Auch die Eustachische Röhre befindet sich im Mittelohr und verbindet das Ohr mit einem Teil des Gaumens, um den Druck auf beiden Seiten des Trommelfells auszugleichen, sodass sich im Ohr kein Überdruck aufbauen kann.

Das Innenohr besteht aus dem knöchernen und dem häutigen Labyrinth sowie den Hör- und Gleichgewichtsorganen. Dieser Hohlraum wird in drei Bereiche unterteilt: das Vestibulum, die knöchernen Bogengänge und die Gehörschnecke (Cochlea). Das Vestibulum nimmt die Schwerkraft wahr. Die drei flüssigkeitsgefüllten Bogengänge unterstützen den Gleichgewichtssinn und die Gehörschnecke wandelt Schwingungen in Nervenimpulse um.

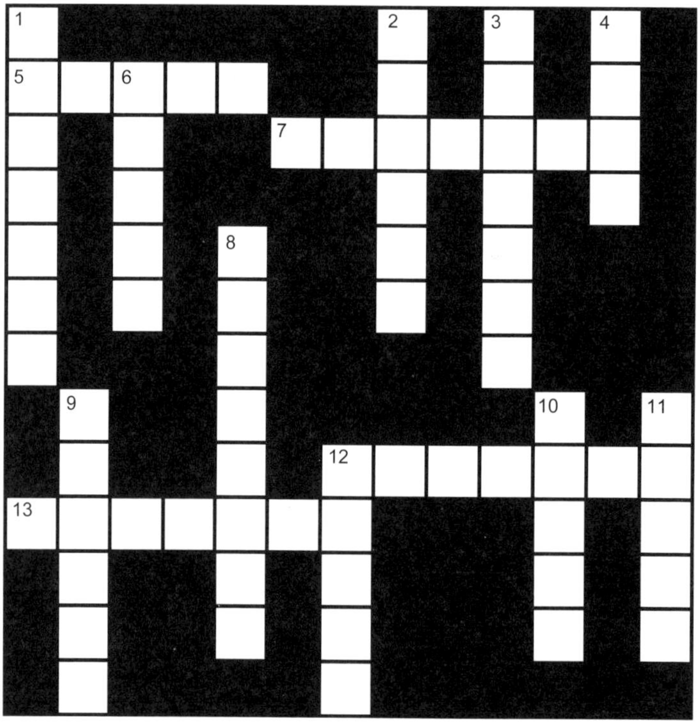

WAAGERECHT

5 Das Auge betreffend (5)
7 Barriere, z. B. das Trommelfell (7)
12 Sinn, durch den Töne wahrgenommen werden können (7)
13 Synonym für Gleichgewicht (7)

SENKRECHT

1 Lateinischer Name für 2 senkrecht (7)
2 Werkzeug; kleiner Knochen im Mittelohr (6)
3 An einem Läppchen getragenes Schmuckstück (7)
4 Anderer Begriff für Kanal (4)
6 Hohlzylinder (5)
8 Durchgang, der in den Körper führt (6)
9 Steigbügelförmiger Knochen im Ohr (6)
10 Einer aus einer Gruppe von Knochen, die die Lunge schützen (5)
11 Knochen geformt wie ein Amboss (5)
12 Äußerer Rand des Ohrs (5)

BEDEUTUNGSWANDEL

Finden Sie die gesuchten Wörter. Alle sind in der Illustration zu finden. Die Lösung kann auch nur ein Teil eines zusammengesetzten Hauptworts sein. Würde zum Beispiel das Wort „Schlagader“ vorkommen, könnte „Ader“ eines der gesuchten Wörter sein. Die Zahl hinter jedem Hinweis gibt die Anzahl der Buchstaben des Lösungsworts an.

1. Werkzeug (6)
2. Schreibgerät (7)
3. lat. Vorhof (10)
4. Schlaginstrument (7)

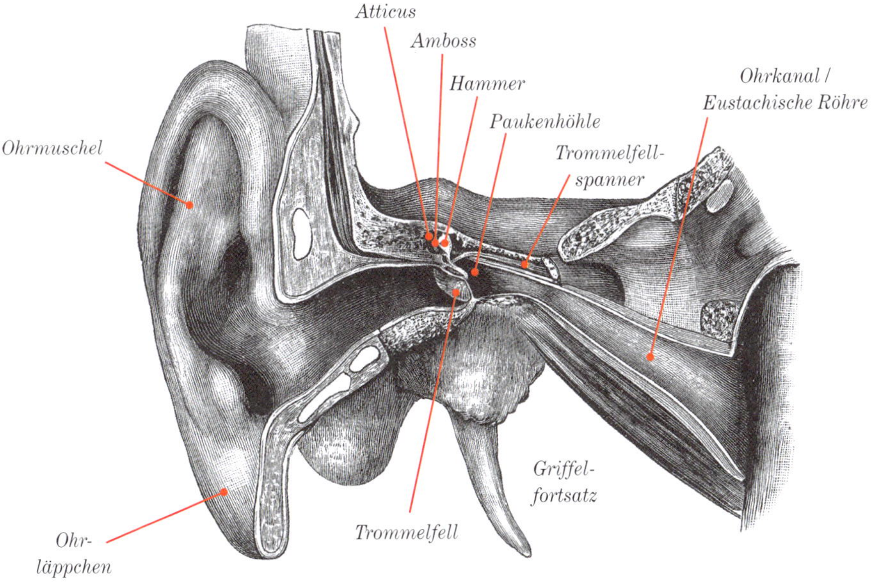

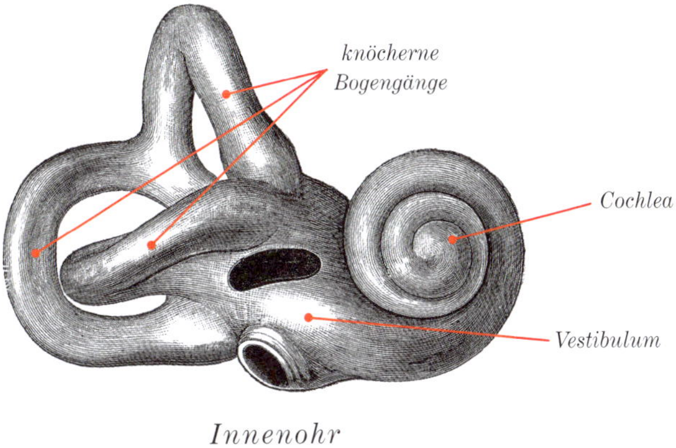

Innenohr

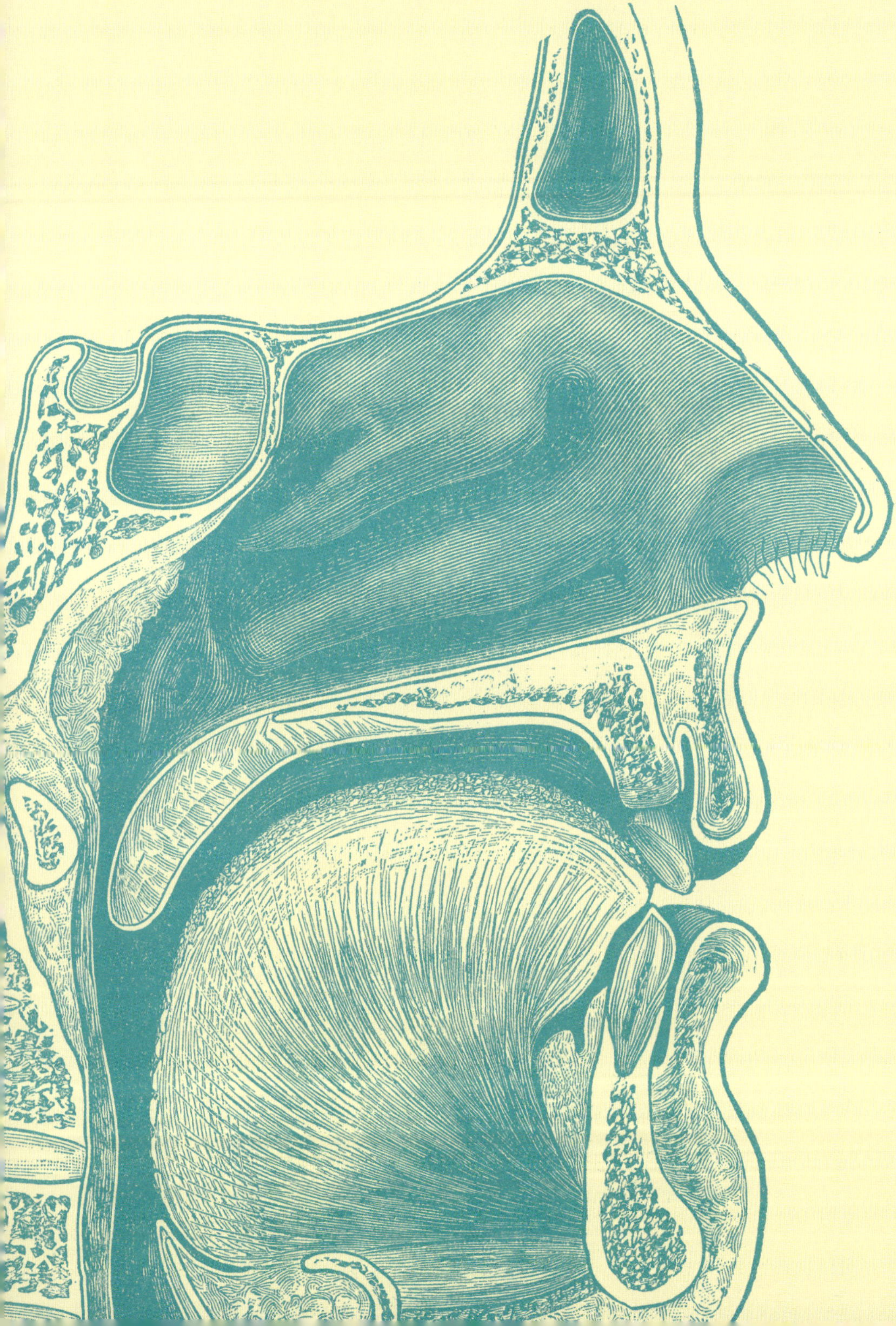

17

NASE

Die Nase ist der Eingang zu den Atemwegen und der Sitz des Geruchsorgans. Sie ist der äußerlich sichtbare Teil der Nasenhöhle.

Dieser knöcherne Vorsprung wird aus dem Nasenbein, dem Oberkieferknochen und dem Stirnbein gebildet. Der knorpelige Anteil befindet sich im unteren Bereich. Die Nasenhöhle wird durch die Nasenscheidewand (Septum) in einen linken und einen rechten Bereich unterteilt, die in jeweils einem Nasenloch münden.

Der Gaumen bildet den Boden der Nasenhöhle, die den obersten Teil der Atemwege ausmacht und in drei Bereiche unterteilt wird: Nasenvorhof, respiratorische Nasenschleimhaut und Riechschleimhaut.

Die Nasenhaare schützen den Nasenvorhof vor dem Eindringen von Fremdkörpern, etwa Staubteilchen. Die eingeatmete Luft fließt durch enge Nasengänge (Meati nasi), wo sie er erwärmt und befeuchtet wird. Die Nasengänge enthalten mehrere Blutgefäße und verlaufen zwischen drei Ausstülpungen der seitlichen Nasenwand (der oberen, der mittleren und der unteren Nasenmuschel).

Die Nasenmuscheln (Conchae nasales) sind knöcherne Etagen, die von einer Schleimhaut bedeckt sind. Auch aus den vier Nasennebenhöhlen (Stirnhöhle, Kieferhöhle, Keilbeinhöhle, Siebbeinzellen) fließt Schleim in die Nasenhöhle – und von dort weiter in den Hals, wo er geschluckt wird.

Rezeptoren im paarigen Riechorgan im oberen Bereich der Nasenhöhle nehmen Duftstoffe auf und leiten die Informationen an den Riechkolben im Gehirn weiter, wo die Nervenimpulse als Gerüche identifiziert werden.

VERSTECKTE WÖRTER

Die Antworten zu den folgenden vier Fragen sind im Tagebucheintrag darunter verborgen. Jeder Absatz enthält eine der Lösungen, die auch in der benötigten Reihenfolge versteckt sind. Die gesuchten Begriffe können sich auch über zwei Wörter erstrecken – zum Beispiel könnte das Wort „Organ“ in der Kombination „gefror ganz“ zu finden sein. Die Anzahl der Buchstaben jedes Worts ist angegeben.

1. Welchen Teil der Nasenhöhle bildet der Gaumen?

   ___________ (5)

2. Welcher Sinn wird durch das Einatmen von Düften aktiviert?

   _______________ (6)

3. Welcher Bereich im Gehirn verarbeitet die Duftinformation?

   Riech ___________ (6)

4. Finden Sie eine der Nasennebenhöhlen.

   _________ höhle (6)

Ich traf mich mit meiner unkonventionellen Familie zum Abendessen. Mein Opa zeigte mir einen Bonobo, den er aus Holz geschnitzt hatte. Ich war beeindruckt.

Meine Tante Inge, ruchlos wie sie sein konnte, ließ den Bonobo mit gespieltem Ungeschick fallen, sodass ihm direkt ein Arm abbrach, was meinen Opa sehr erzürnte.

Mein Cousin wollte den kaputten Affen sogleich mit Glykol benetzen, weil er in der Schule über den Stoff gelernt hatte, aber als Klebstoff dient ein Alkohol natürlich nicht.

Mein Bruder, der Internet-Junkie Ferdinand, fand jedoch schnell heraus, dass hier nur Leim retten konnte.

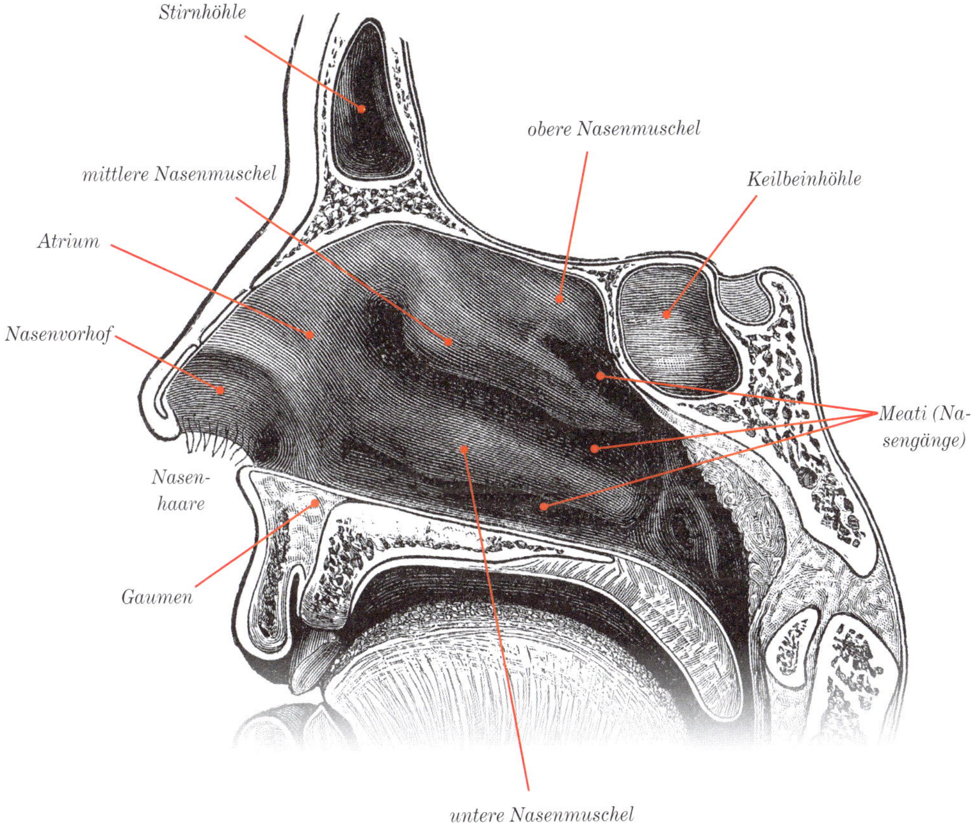

UM DIE ECKE DENKEN

Finden Sie die Antworten zu diesen verschlüsselten Hinweisen rund um die Nase. Die gesuchten Wörter sind entweder in der Zeichnung oben oder im Einleitungstext zu finden.

1. Ein lateinisches Weichtier aus einem spanischen „und“ sowie dem Drittel eines lateinamerikanischen Tanzes (6)
2. Ein zentraler Raum der Nasenhöhle (6)
3. Der neunte Monat in Kurzform an einem Vorwort (6)

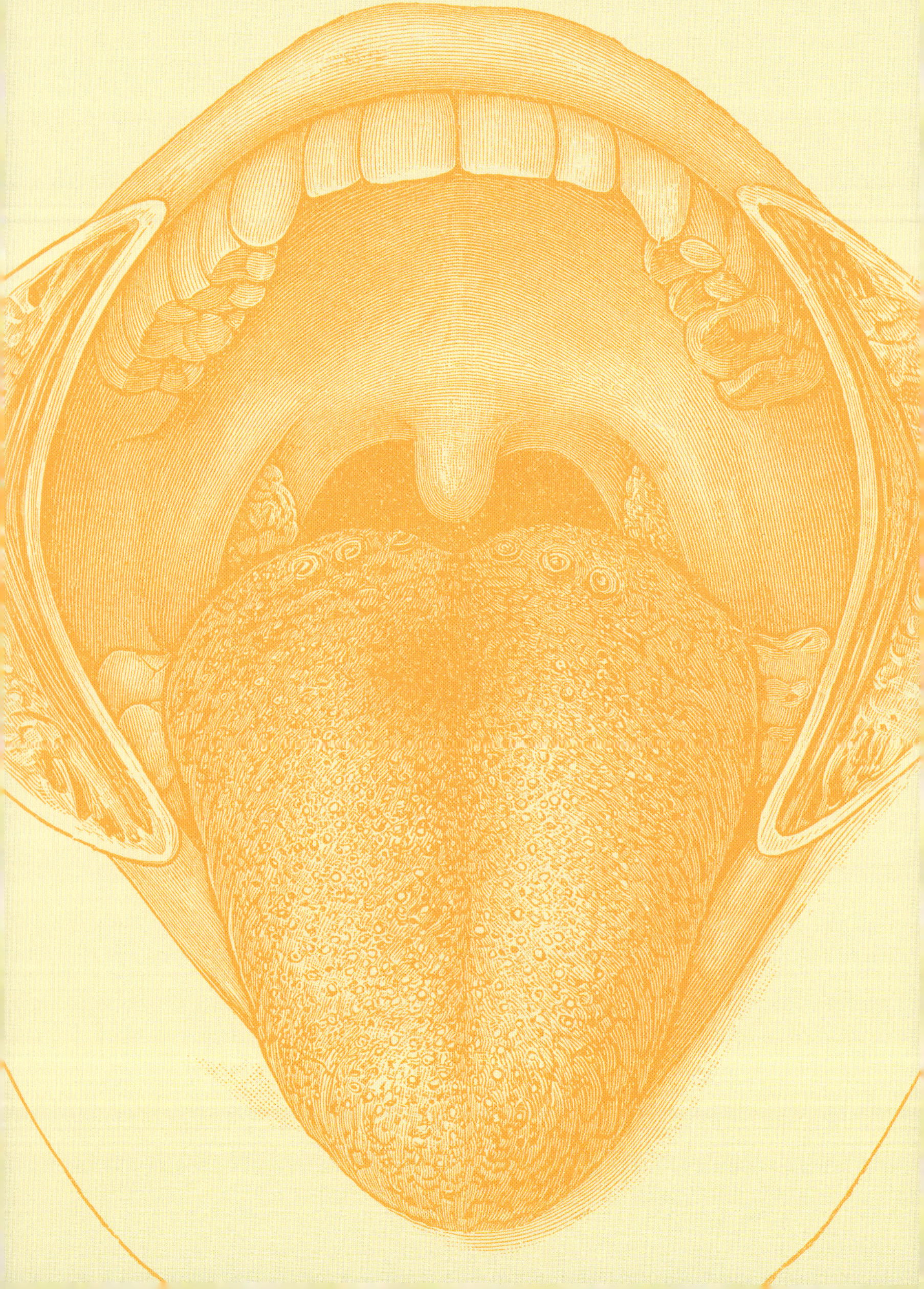

18

MUND

Anatomisch betrachtet gehören zum Mund und zur Mundhöhle unter anderem die Lippen, die Mundschleimhäute, die vorderen zwei Drittel der Zunge, die Zähne und das Zahnfleisch, der Mundboden, der Gaumen und ein kleiner Bereich hinter den Weisheitszähnen. Der Mund dient drei Funktionen: Verdauung, Kommunikation und Atmung.

Die Mundhöhle wird von vielen verschiedenen Knochen gestützt: den paarigen Knochen des Oberkiefers, Gaumenbeins und Schläfenbeins, sowie den unpaarigen Knochen des Unterkiefers, des Keilbeins und des Zungenbeins. Die Wangen bilden die seitlichen Begrenzungen der Mundhöhle. Der Backenmuskel (M. buccinator) ist der stabilisierende Hauptmuskel der Wange. An der Oberfläche liegt der Wangenfettkörper, der den Backen ihre gerundete Form verleiht. Beim Kauen zieht sich der Backenmuskel zusammen, sodass die Nahrung zwischen den Zähnen bleibt.

Der Gaumen bildet das Dach des Munds und trennt die Nasen- von der Mundhöhle. Es gibt einen harten, knöchernen Gaumen, der unbeweglich ist, und einen weichen Gaumen. Letzterer besteht aus Muskelfasern und ist von einer Schleimhaut bedeckt – beim Schlucken zieht er sich nach oben und verschließt die Öffnung zum Nasenrachenraum, damit dort keine Nahrung hingelangen kann.

Im Mund befinden sich zuerst die Milchzähne, die während der Kindheit durch das bleibende Gebiss ersetzt werden. Die Zähne bilden zwei gebogene Zahnreihen, eine im Oberkiefer und eine im Unterkiefer. Jeder Zahn steckt mit seiner Wurzel in einem Zahnfach (einer Alveole) und ist durch die Wurzelhaut mit dem Kieferknochen verbunden.

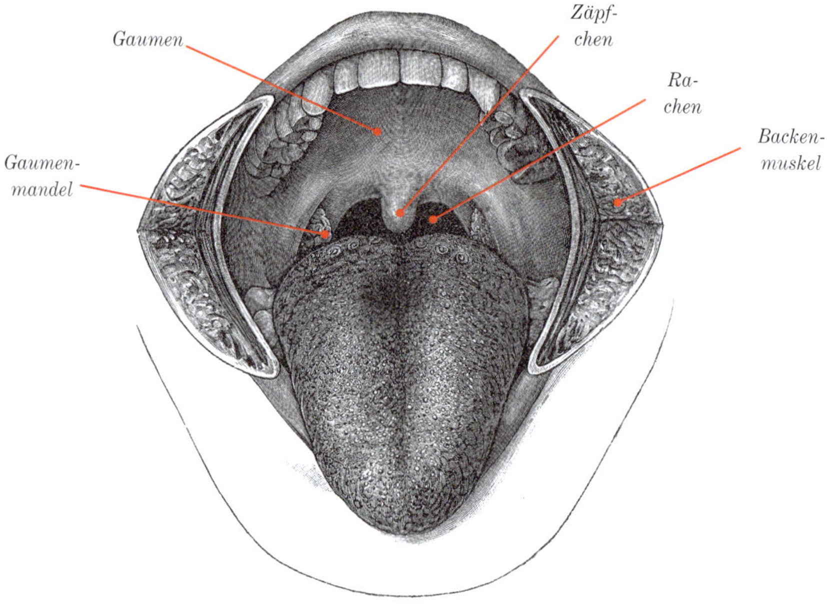

ALPHABETISCHER BUCHSTABENSALAT

Die Buchstaben, aus denen die Antworten zu den folgenden Fragen bestehen, wurden durcheinandergewürfelt und dem Alphabet nach angeordnet.

Schauen Sie sich die Fragen und Buchstaben genau an und ermitteln Sie die Lösungswörter zu den Fragen.

1. Wie viele Zähne besitzt ein erwachsener Mensch?

   DDEEGIIINRSSUWZ

2. Welche drei Funktionen hat der Mund bzw. die Mundhöhle?

   a) ADEGNRUUV

   b) AIIKKMMNNOOTU

   c) AGMNTU

3. Aus welchem Muskel besteht die Wange?

   ABCEEKKLMNSU

4. Wodurch ist jeder Zahn mit dem Knochen verbunden?

   AEHLRTUUWZ

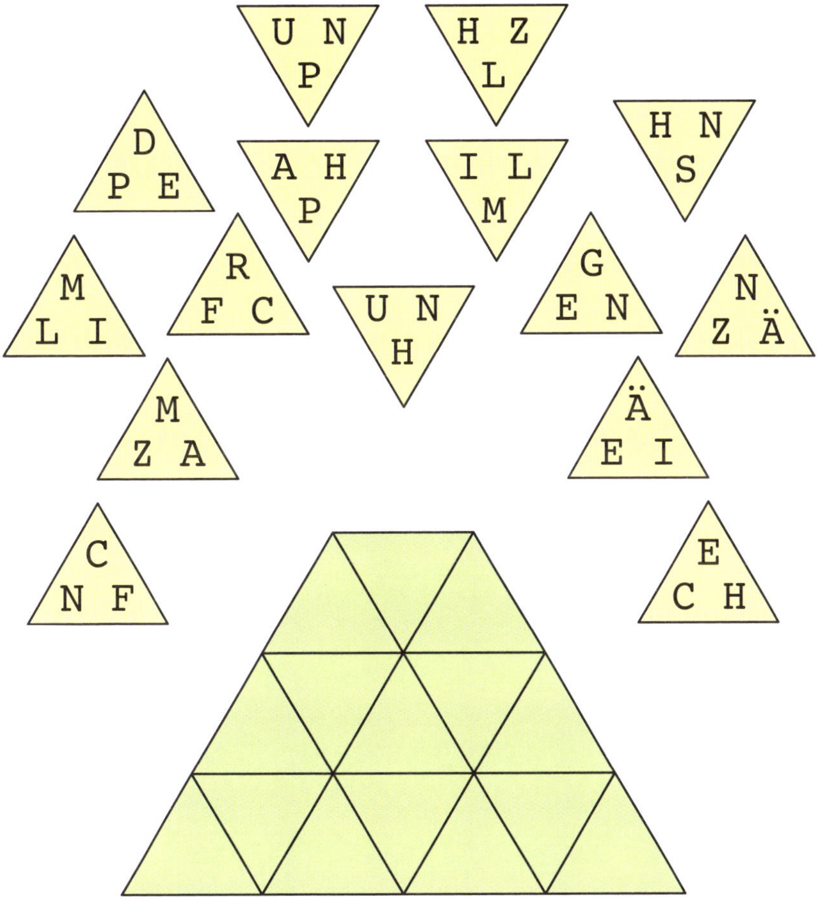

BUCHSTABENDREIECKE

Ordnen Sie die dreieckigen Teile im großen Dreieck so an, dass sie sechs anatomische Begriffe zum Thema Mund ergeben. Jedes Wort bildet eine der sechs Reihen. Dabei wird jedes Dreieck nur einmal verwendet und darf nicht gedreht oder gespiegelt werden.

Die gesuchten Begriffe finden sich auch im Einleitungstext dieses Kapitels oder in der Zeichnung auf der vorhergehenden Seite.

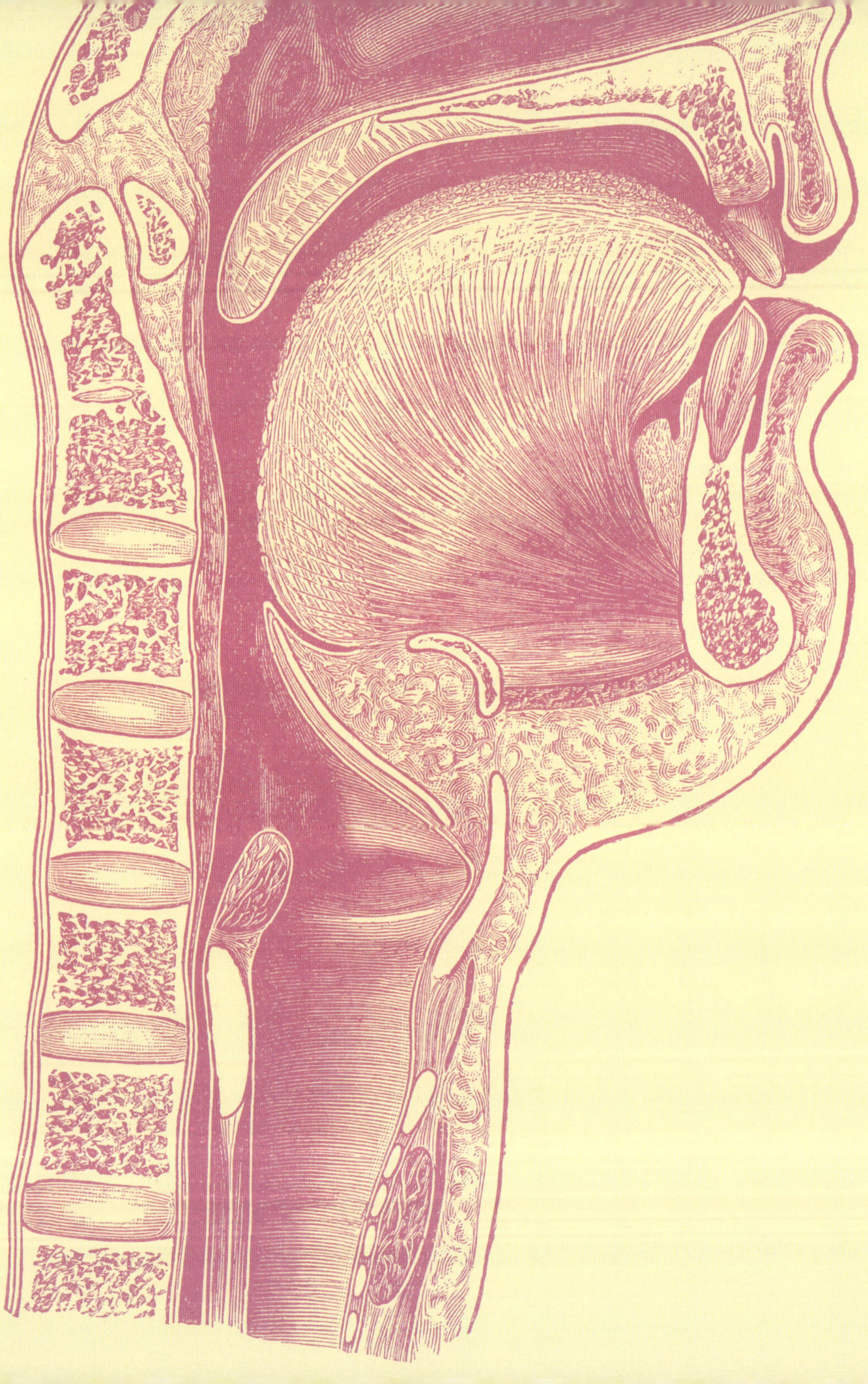

19

RACHEN UND KEHLKOPF

Mit dem Begriff „Kehle“ wird häufig der Halsbereich vor der Wirbelsäule bezeichnet, in dem sich der Rachen und der Kehlkopf befinden.

Der Rachen ist ein Muskelschlauch, der von Mund- und Nasenhöhle bis zum Kehlkopf und zur Speiseröhre reicht. Er dient der Atmung und der Verdauung. Der Rachen besteht aus runden und länglichen Muskeln. Die sogenannten Schlundschnürer helfen beim Schlucken der Nahrung und sorgen dafür, dass keine Luft geschluckt wird. Die länglichen Schlundheber ziehen den Rachen beim Schlucken nach oben.

Der Rachen wird in drei Abschnitte unterteilt: Nasopharynx, Oropharynx und Hypopharynx. Der Nasopharynx ist der Rachenbereich hinter der Nasenhöhle. Er und der Oropharynx sind durch den Isthmus faucius (den engen Schlundbogen) miteinander verbunden. Der Oropharynx reicht vom hinteren Bereich der Mundhöhle bis zur Epiglottis (Kehldeckel), einem Stück Gewebe, das die Luftröhre verschließt und Nahrung in Richtung Speiseröhre lenkt. Der Hypopharynx erstreckt sich vom Kehldeckel bis zur Speiseröhre. Er regelt den Luftstrom zu den Lungen und den Nahrungsfluss in die Speiseröhre.

Der Kehlkopf befindet sich im oberen Halsbereich und dient der Atmung, der Stimmbildung und dem Schutz der Luftröhre vor dem Einatmen von Nahrung. In ihm befinden sich die Stimmlippen, die Tonhöhe und Lautstärke der Stimmgebung regeln, damit Töne erzeugt werden können (Phonation).

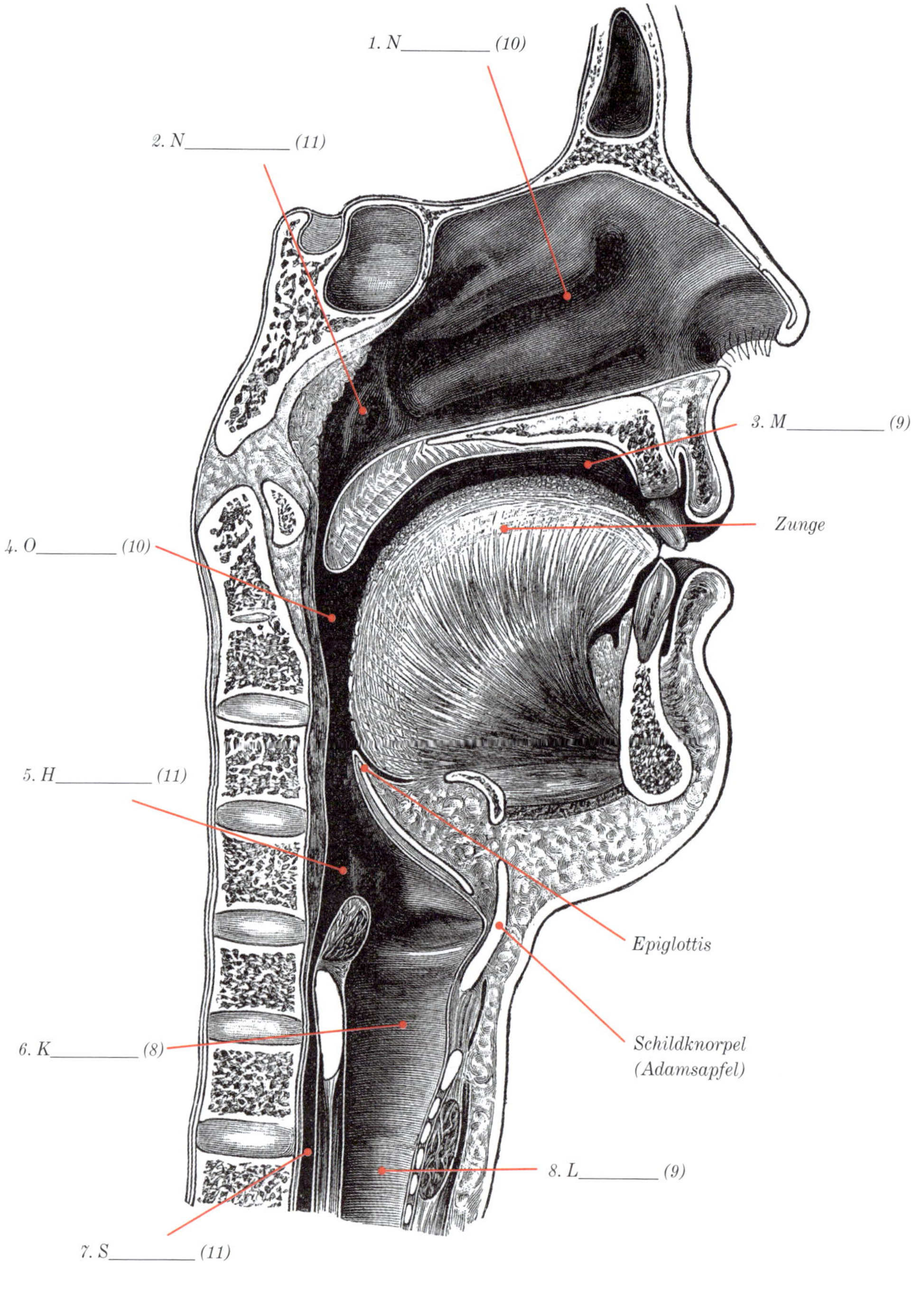
1. N________ (10)
2. N__________ (11)
3. M__________ (9)
Zunge
4. O________ (10)
5. H__________ (11)
Epiglottis
Schildknorpel
(Adamsapfel)
6. K_________ (8)
8. L________ (9)
7. S_________ (11)

WORTFRAGMENTE

Die Bezeichnungen der einzelnen Teile des Rachens und des Kehlkopfs in der Zeichnung wurden in Fragmente aufgeteilt. Die Liste unten führt alle in alphabetischer Reihenfolge auf. Fügen Sie die Wörter wieder zusammen und finden Sie alle Bezeichnungen.

Die Anfangsbuchstaben und die Buchstabenzahl jedes gesuchten Worts sind in der Illustration bereits angegeben.

DHÖ	ENHÖ	HLE	HLE
HLK	HRE	HRE	HYP
KE	LUF	MUN	NAS
NAS	OPF	OPHA	OPHA
OPHA	OR	RYNX	RYNX
RYNX	SERÖ	SPEI	TRÖ

UM DIE ECKE DENKEN

Die folgenden verschlüsselten Hinweise drehen sich um Rachen und Kehlkopf. Ihr Wissen aus diesem Kapitel wird Ihnen beim Ermitteln der Lösungswörter helfen.

1. Ein ganzer Staat geprägt von einer vietnamesischen Suppe, die bei der Stimmbildung hilft. (9)
2. Was durch Krafttraining wächst vor einem langen, biegsamen Rohr. (14)

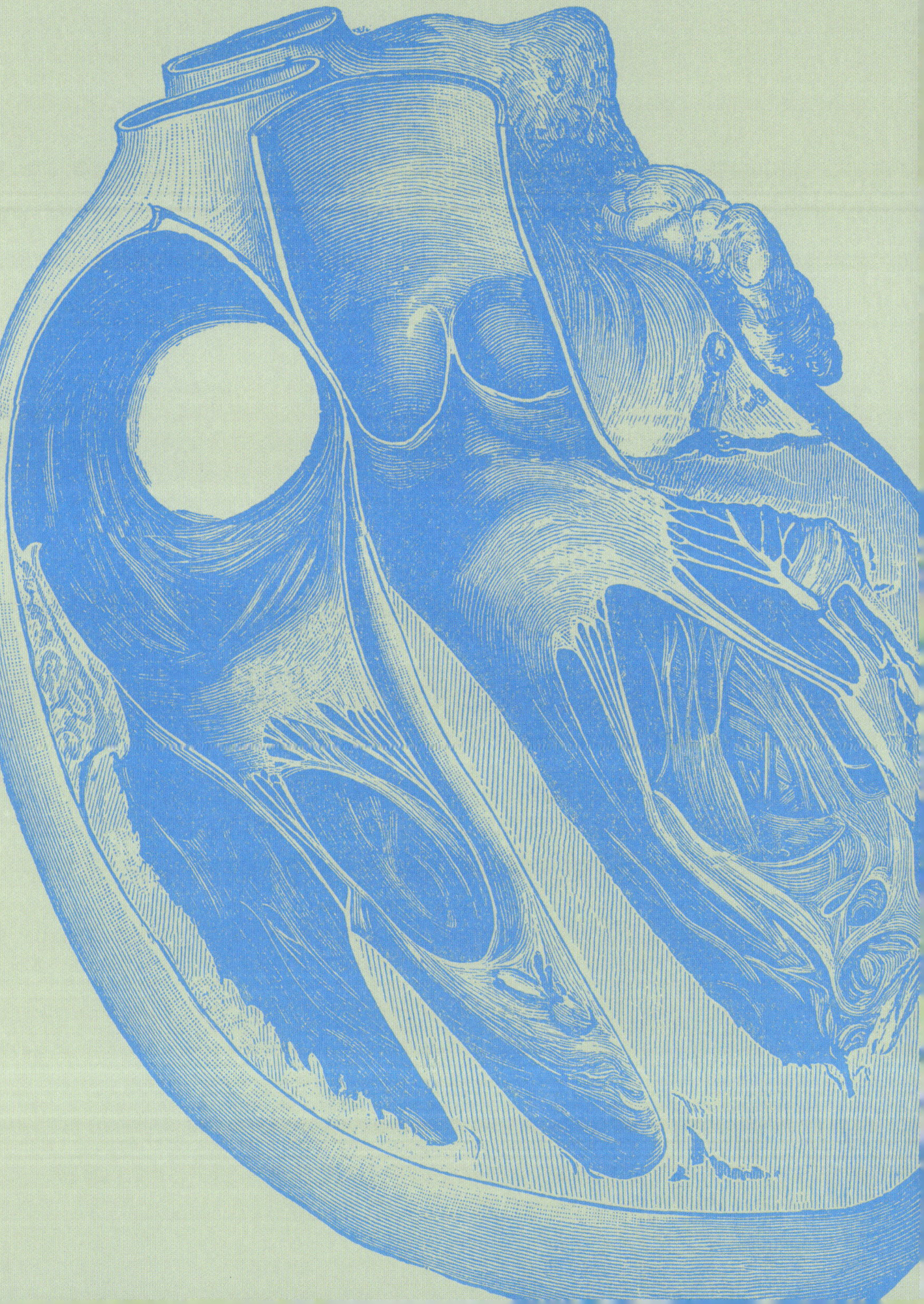

20

HERZ

Das menschliche Herz pumpt das Blut durch den Körper, sodass alle Gewebe mit Sauerstoff und Nährstoffen versorgt werden. Kohlendioxid und andere metabolische Endprodukte werden im zurückfließenden Blut abtransportiert.

Im Herz befinden sich vier Räume: zwei Vorhöfe (im oberen Bereich) und zwei Herzkammern (im unteren Bereich). Im rechten Vorhof kommt das sauerstoffarme (desoxygenierte) Blut aus dem Körper an und wird in die rechte Herzkammer gepumpt. Diese führt das sauerstoffarme Blut weiter in die Lunge. Im linken Vorhof kommt das sauerstoffreiche (oxygenierte) Blut aus den Lungen an und wird erst in die linke Herzkammer und von dort aus in den restlichen Körper gepumpt.

Damit das funktionieren kann, ist das Herz durch große Blutgefäße an die Lungen und den ganzen Körper angebunden, und zwar durch die Hauptschlagader (Aorta), den Lungenstamm (Truncus pulmonalis), die Lungen- oder Pulmonalvenen, die obere Hohlvene (Vena cava superior) und die untere Hohlvene (Vena cava inferior).

Die Aorta ist die wichtigste Arterie des Körpers und für die gesamte Blutversorgung verantwortlich. Dort, wo sie das Herz verlässt, bildet sie einen Bogen und ihr Verlauf durch den Körper ist in verschiedene Abschnitte unterteilt (aufsteigend und absteigend, Brustschlagader und Bauchschlagader). Sie zweigt über der Taille in alle Körperbereiche ab und mündet schließlich in die paarige gemeinsame Beckenarterie, die den unteren Bereich des Körpers versorgt.

Die obere Hohlvene erhält das sauerstoffarme Blut aus allen Teilen des Oberkörpers, während die untere Hohlvene für den venösen Rückfluss aus dem Unterkörper und dem Bauchraum sorgt. Diese beiden Venen führen direkt in den rechten Vorhof des Herzens.

HERZ-SUDOKU

Das Herz besteht aus verschiedenen Teilen. Lösen Sie das folgende Sudoku-Rätsel und finden Sie heraus, wie viele Teile es von jeder Kategorie gibt. Übertragen Sie die Ziffern aus den bunten Quadraten in den untenstehenden Kasten.

Das Sudoku wird gelöst, indem Sie die Ziffern 1 bis 6 je einmal in jede Reihe, Spalte, und in jedes fett umrandete Kästchen eintragen.

1					
4			3		
			4		
		3			
		2			5
					6

NAME	ANZAHL
Herzspitze	1
Herzkammern	
Schichten der Herzwand	
Herzklappen	
Herzräume	
Vorhöfe	

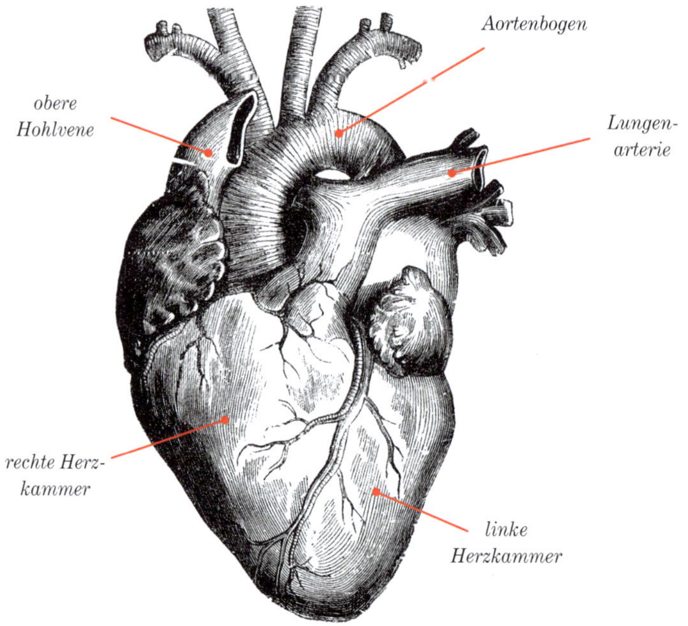

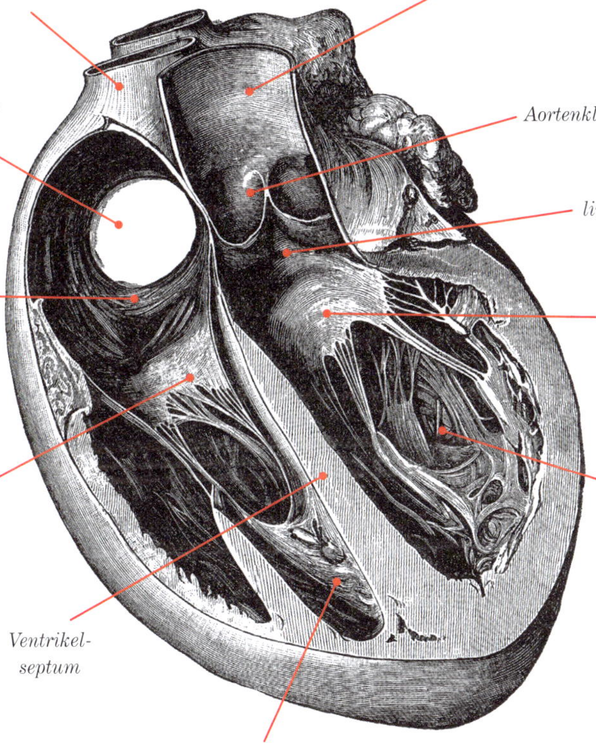

UM DIE ECKE DENKEN

Finden Sie die Antworten zu den verschlüsselten Hinweisen, die alle mit dem Herz zu tun haben. Die Lösungen finden sich in der Zeichnung oder im Einleitungstext dieses Kapitels.

1. Im alten Rom neu zusammengestelltes Timaru. (6)
2. Ein Werkzeug für die Haarpflege vor dem Pronomen des Mannes, der in der Stillen sitzt. (6)
3. Intensive Neugier findet das Blutgefäß. (4)

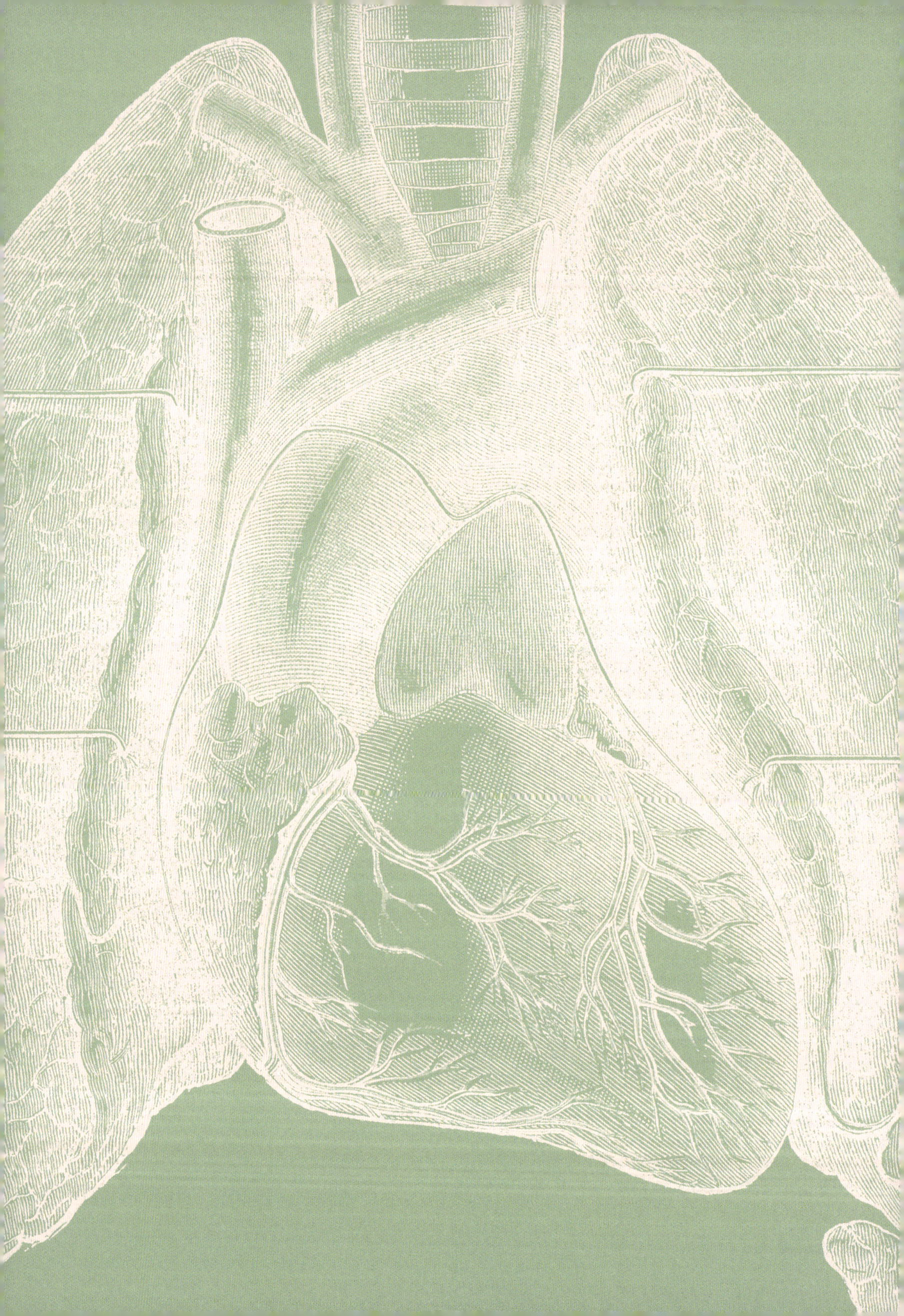

21

LUNGE

Das respiratorische System besteht aus den Atemwegen, der Lunge und den Atemmuskeln. Die paarige Lunge befindet sich im Brustkorb (Thorax), unter dem Rippenkorb. Ihre Hauptaufgabe ist die Aufnahme von Sauerstoff aus der Luft in den Körper und der Ausstoß von Kohlendioxid in die Atmosphäre.

Jede Lungenhälfte besteht aus Lungenlappen, zwischen denen sich Fissuren (Furchen) befinden. Die rechte Lunge hat eine obere Fissur (Fissura horizontalis) und eine untere Fissur (Fissura obliqua). Die linke Lunge besitzt nur eine untere Fissur. Die Lungen befinden sich über dem Zwerchfell, einer dünnen Muskelmembran, die den Brust- vom Bauchraum trennt.

Die Luftröhre (Trachea) ist ein Knorpelschlauch, der die eingeatmete Luft durch verzweigte Röhrchen in die Lungen zieht. Diese Verästelungen sind die Bronchien, die wiederum in noch feinere Bronchiolen münden, bis sie schließlich mikroskopisch klein werden.

Die Lunge funktioniert ähnlich wie ein Blasebalg. Beim Einatmen dehnen sich die Lungenflügel aus und saugen Luft in den Körper. Beim Ausatmen falten sie sich zusammen und pressen das metabolische Endprodukt Kohlendioxid hinaus. Da die Lunge selbst nicht aus Muskelgewebe besteht, benötigt sie das Zwerchfell und die Rippenmuskeln, um sich zu bewegen und die Luft ein- und auszuatmen.

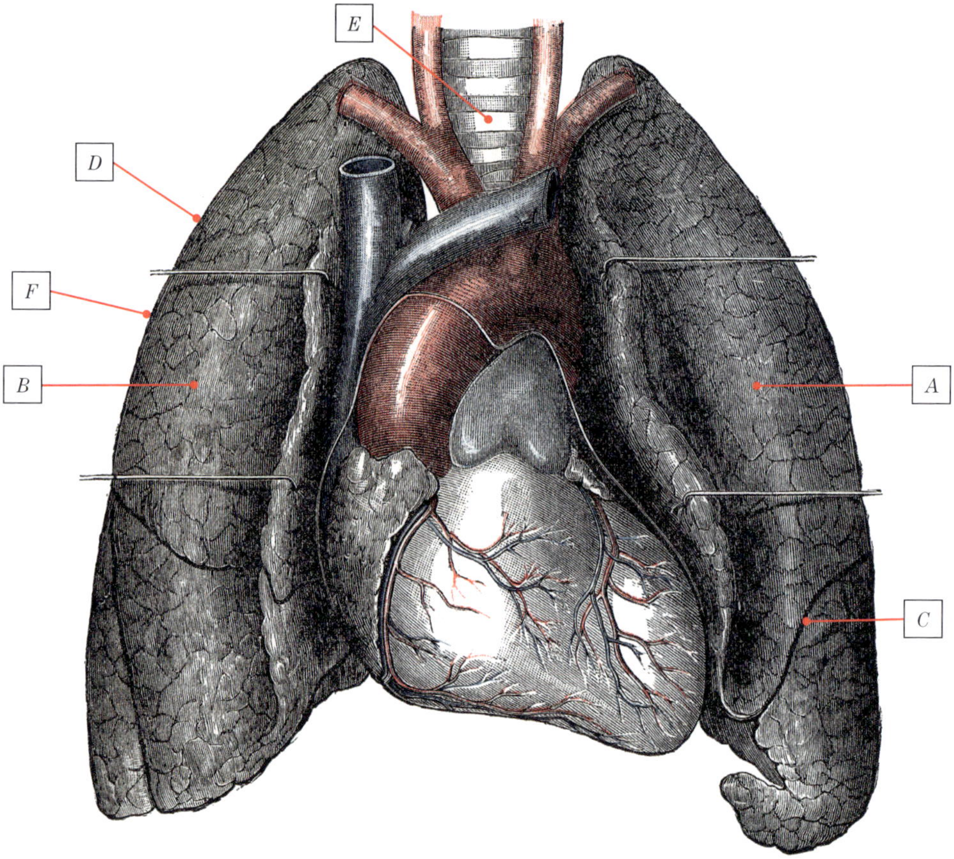

RICHTIG ZUORDNEN

Welche Teile der Lunge werden auf der Zeichnung oben bezeichnet? Ordnen Sie die Buchstaben links unten den Begriffen rechts zu.

A	oberer Lungenlappen
B	linker Lungenflügel
C	Luftröhre
D	rechter Lungenflügel
E	mittlerer Lungenlappen
F	Fissura obliqua

FEHLENDE SELBSTLAUTE

Aus den Antworten zu den folgenden Fragen über die Lungen wurden sämtliche Selbstlaute entfernt. Bestimmt wissen Sie aber schon genug über die Lunge, um die richtigen Lösungen zu ermitteln. Die Leerzeichen wurden wahllos gesetzt, um das Raten zu erschweren.

1. Wie heißt der medizinische Begriff für den Schlauch, der die Atemluft in die Lunge führt?

   T RC H

2. Die rechte Lunge besteht aus drei Lappen, aber die linke nur aus zwei, um welchem Körperteil Platz zu bieten?

   H RZ

3. Welche Strukturen zweigen von der Luftröhre ab?

   BRN CHN

4. Aus welchem Material besteht die Luftröhre?

   K NRP L

5. Welche Membran befindet sich direkt unter der Lunge?

   ZW RCHF LL

UM DIE ECKE DENKEN

Finden Sie die Antworten zu den verschlüsselten Hinweisen rund um die Lunge. Die Lösungen sind entweder Teil der Illustration oder werden im Einleitungstext zu diesem Kapitel erwähnt.

1. Zylindrischer Hohlkörper für gasförmigen Atemstoff. (9)
2. Donnergott findet zwischen Hals und Bauch ein Hackebeil ohne seinem Ende. (6)
3. Ein dünner Sack, der sich mit Atemgas befüllt. (5)

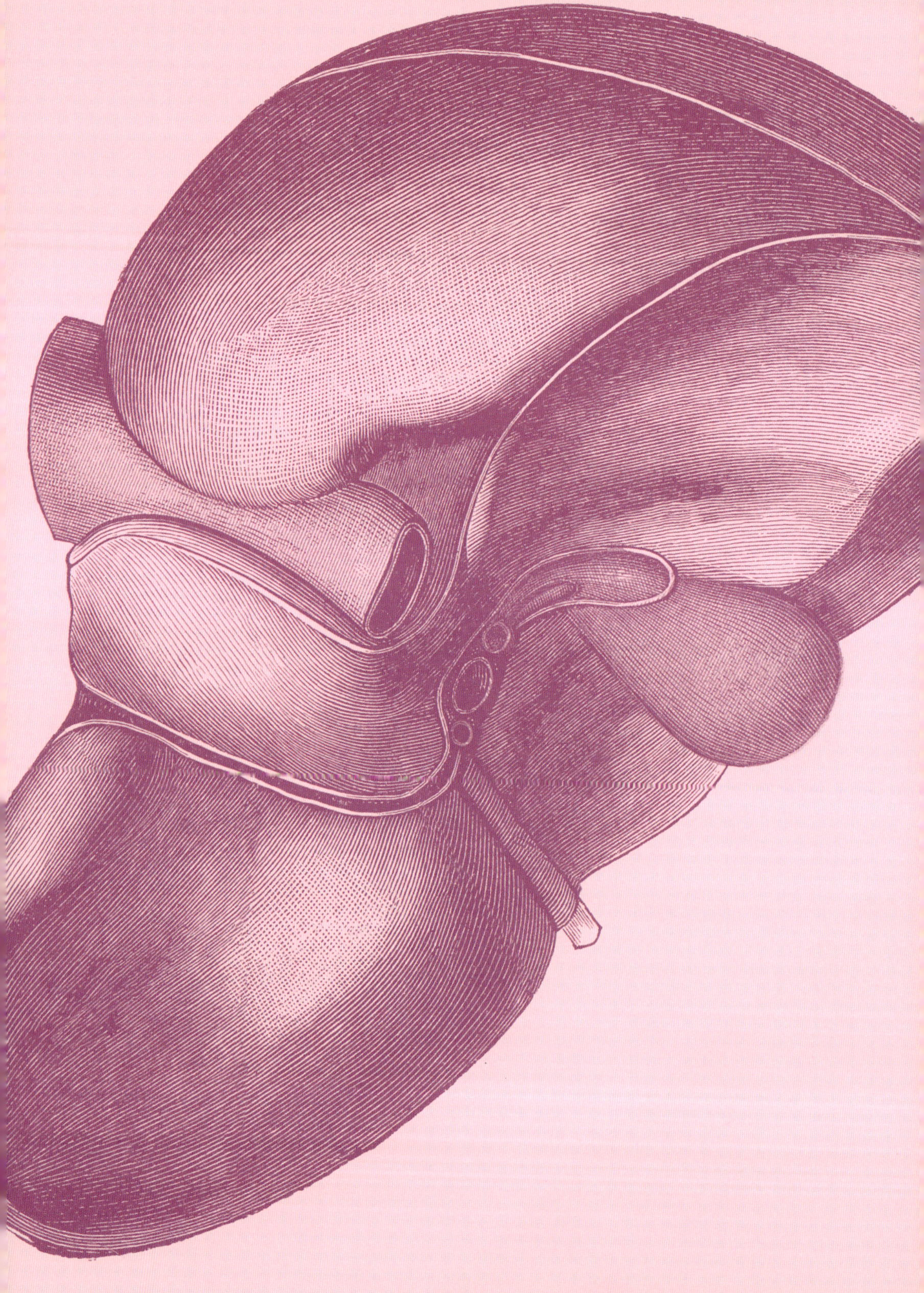

22

LEBER

Die Leber ist das zweitgrößte Organ im menschlichen Körper. Nur die Haut ist bedeutend größer und schwerer. Die Leber hat eine grob dreieckige Form und erstreckt sich direkt unter dem Zwerchfell quer über den gesamten Oberbauch, aber der Großteil befindet sich auf der rechten Körperseite.

Sie besteht aus vier Lappen: dem linken, dem rechten, dem geschwänzten und dem quadratischen Leberlappen. Der rechte und der linke sind die beiden größten Lappen. Zwischen ihnen befindet sich das Leberband Ligamentum falciforme hepatis. Der rechte Lappen ist etwa fünfmal größer als der linke. Der linke sieht etwas spitzer aus. Der geschwänzte Lappen ist klein, beginnt an der hinteren (dorsalen) Seite des rechten Lappens und liegt um die untere Hohlvene gewickelt. Auch der quadratische Lappen, der sich unter dem geschwänzten befindet, ist klein und entspringt an der gleichen Stelle, dorsal vom rechten Lappen. Er wickelt sich jedoch um die Gallenblase, die unter der Leber liegt, wie auch Teile der Bauchspeicheldrüse und des Darms.

Die Hauptaufgabe der Leber ist es, das aus dem Verdauungstrakt kommende Blut zu filtern, bevor es in den restlichen Körper weitergeschickt wird. Die Galle, die durch die Leber und Gallenblase fließt, wird über die Gallengänge transportiert, die eine verzweigte Struktur bilden: die Gallenwege. Die Leber spielt eine wesentliche Rolle bei der Entgiftung des Körpers. Sie baut Giftstoffe und chemische Verbindungen ab, verstoffwechselt sie. Dabei produziert die Leber Galle für den Verdauungstrakt. Außerdem bildet sie Proteine für die Blutgerinnung.

CHIFFREN-PAARE

Die Fragen zur Leber werden hier paarweise gestellt und mit „a“ und „b“ bezeichnet. Die Antwort zu jeder „a“-Frage ist eine Zahl, mit deren Hilfe Sie die Antwort zur dazugehörigen „b“-Frage ermitteln können, oder umgekehrt. Jede „b“-Antwort steht zwar da, ist aber verschlüsselt.

Die Antworten sind mit einer Verschiebe-Chiffre verschlüsselt, bei der jeder Buchstabe um eine bestimmte Anzahl Buchstaben im Alphabet weiterverschoben wurde. Beispiel: Die Buchstabenkombination „FIN“ muss um vier Plätze im Alphabet verschoben werden, also wird daraus „JMR“. Die jeweilige Zahl, die zum Verschieben der Buchstaben einer „b“-Frage benötigt wird, ergibt sich aus der Antwort der dazugehörigen „a“-Frage.

1. a) Wie viele große Venen führen durch die Leber?

   b) Welche Struktur befindet sich zwischen dem rechten und dem linken Leberlappen?

   KJHBNFUVM GBMDJGPSNF

2. a) Aus wie vielen Lappen besteht die Leber?

   b) Welche muskuläre Struktur liegt direkt über der Leber?

   DAIVGLJIPP

3. a) Würde man alle menschlichen Organe nach ihrer Größe ordnen, vom größten bis zum kleinsten, an welcher Stelle stünde die Leber?

   b) Wie lautet der Fachbegriff für „die Leber betreffend“?

   JGRCVKUEJ

UM DIE ECKE DENKEN

Finden Sie die Antworten zu den verschlüsselten Hinweisen rund um die Leber. Die Lösungen wurden der Illustration entnommen.

1. Ein flächiger, hängender Teil eines Organs. (6)
2. Runder Hohlraum, um Bosheit aufzubewahren. (11)
3. Befestigungsanlage vor sprachlicher Einheit wird zu Verlängerung. (8)

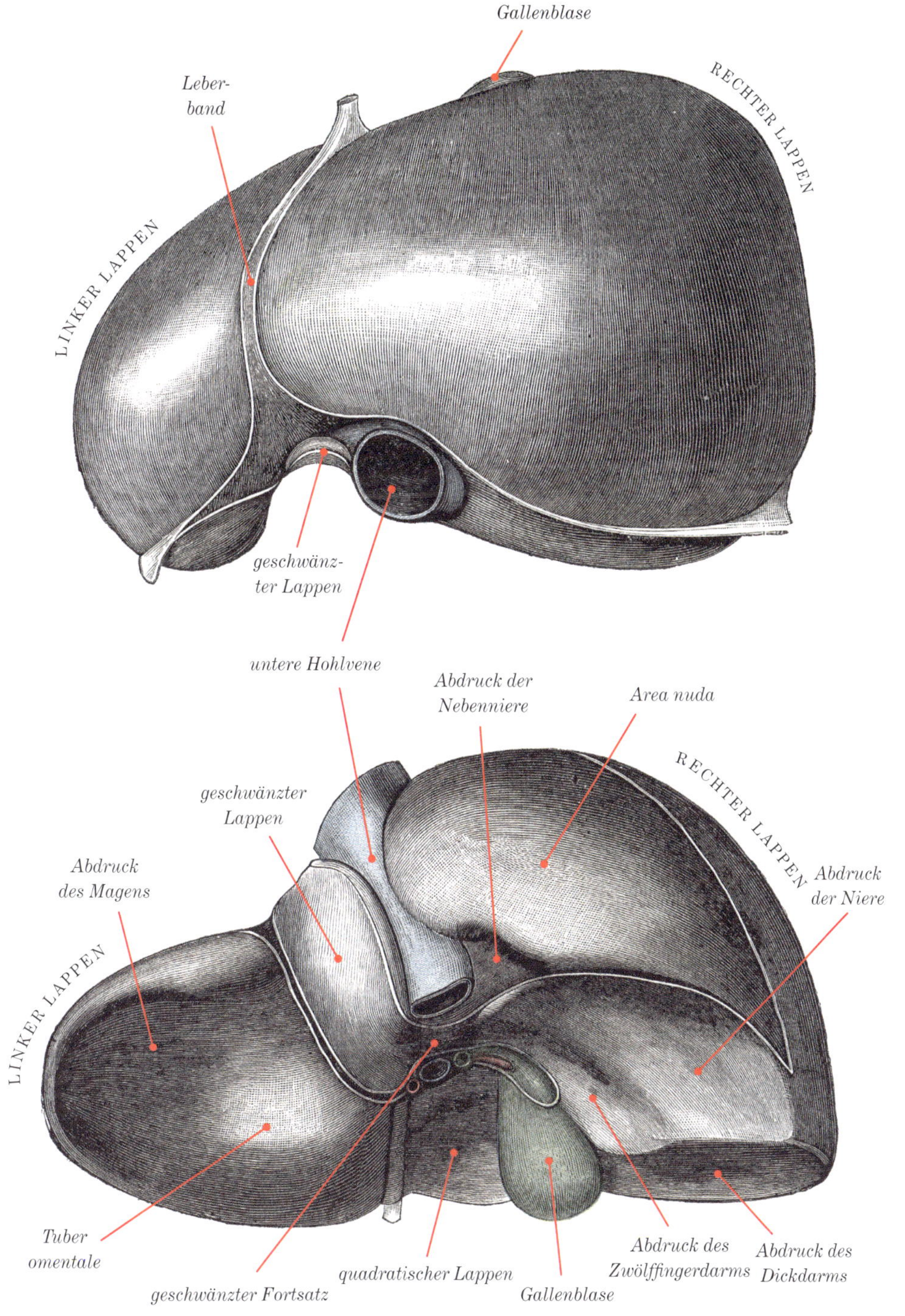
Gallenblase
Leber-
band
RECHTER LAPPEN
LINKER LAPPEN
geschwänz-
ter Lappen
untere Hohlvene
Abdruck der
Nebenniere
Area nuda
RECHTER LAPPEN
geschwänzter
Lappen
Abdruck
des Magens
Abdruck
der Niere
LINKER LAPPEN
Tuber
omentale
geschwänzter Fortsatz
quadratischer Lappen
Gallenblase
Abdruck des
Zwölffingerdarms
Abdruck des
Dickdarms

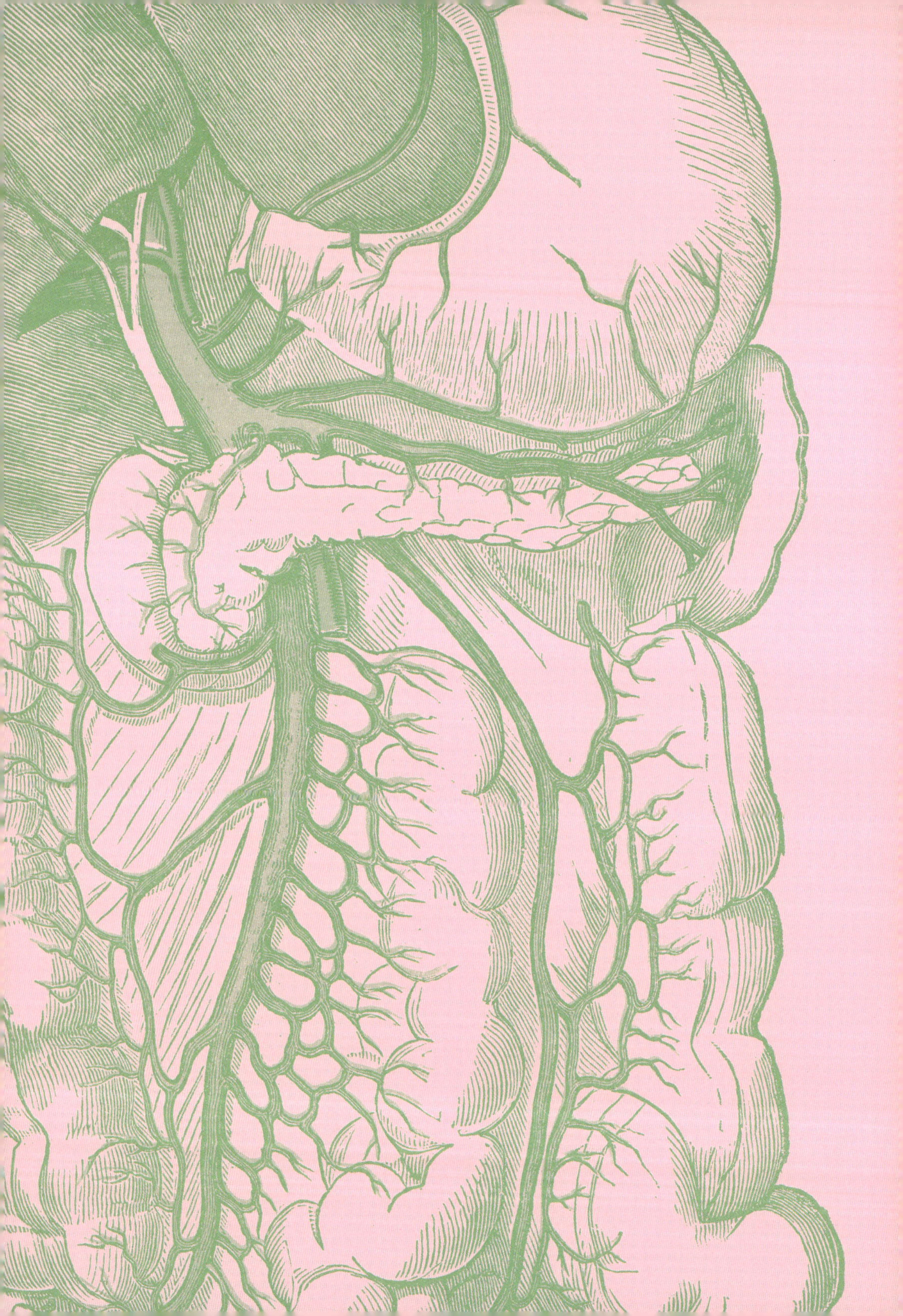

23

MILZ

Die Milz ist ein etwa faustgroßes Organ links oben im Bauchraum. Sie liegt direkt unter dem Zwerchfell, zwischen dem Magen und der linken Niere. Über ihr befinden sich die Rippen 9–11, sodass man sie schwer ertasten kann – außer sie ist krankhaft vergrößert.

Die Milz ist das größte Organ des lymphatischen Systems, das für den Abtransport von Flüssigkeiten im Körper zuständig ist. Die Milz erfüllt mehrere Aufgaben. Als Teil des Immunsystems filtert sie das Blut und baut alte rote Blutzellen ab. Außerdem speichert sie Blutplättchen und weiße Blutzellen. Die Milz unterstützt dem Körper bei der Bekämpfung bestimmter Bakterien, etwa jene, die Lungenentzündung und Meningitis verursachen.

Die Niere wird grob in zwei Gewebearten unterteilt, in die rote und die weiße Pulpa. Sie wird von der bindegewebigen Milzkapsel umhüllt. Der sogenannte Milzsinus dient als Blutreservoir. Der Hilus ist eine zentrale Struktur der Milz, durch das die Milzarterie (Arteria splenica) und die Milzvene (Vena splenica) führen.

Man kann theoretisch mit einer fehlfunktionierenden Milz oder sogar komplett ohne Milz (Asplenie) leben, falls diese verletzungsbedingt oder aufgrund eines Geburtsfehlers chirurgisch entfernt werden musste (Splenektomie). Menschen ohne funktionierende Milz sind jedoch anfälliger für Infektionen.

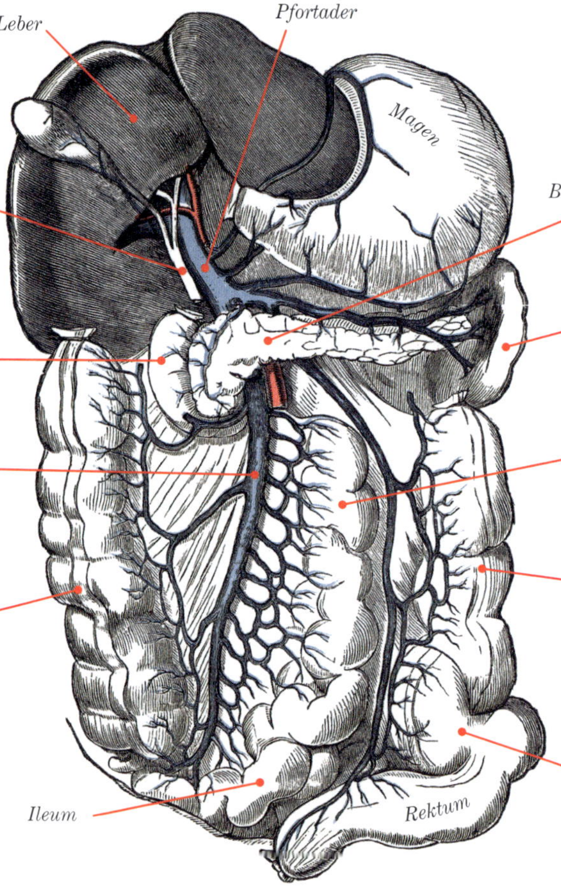

ALLES IM BILD

Beantworten Sie folgende Fragen mithilfe der Illustration und Ihres Wissens:

1. Wie oft taucht das Wort „Darm“ neben der Zeichnung auf?
2. Wenn Sie von der Leber ausgehend über die Pfortader zum Ende der Arteria mesenterica superior gehen, vor welchem Organ kommen Sie vorbei?
3. Der Name welcher anatomischen Struktur auf dem Bild erinnert in seiner ersten Hälfte an einen Eingang?
4. Der Name welches Organs auf der Zeichnung enthält in seiner Mitte ein Wort, das eigentlich im Mund zu finden ist?
5. Welcher Begriff auf dem Bild ist ein Anagramm von „Pedro traf“?

BUCHSTABENDREIECKE

Ordnen Sie die Dreiecke im großen Trapez so an, dass sie sechs anatomische Begriffe zum Thema Milz ergeben. Jedes Wort bildet eine der sechs Reihen. Dabei wird jedes Dreieck nur einmal verwendet und darf nicht gedreht oder gespiegelt werden.

Die gesuchten Begriffen finden sich auch im Einleitungstext dieses Kapitels oder in der Zeichnung auf der vorhergehenden Seite.

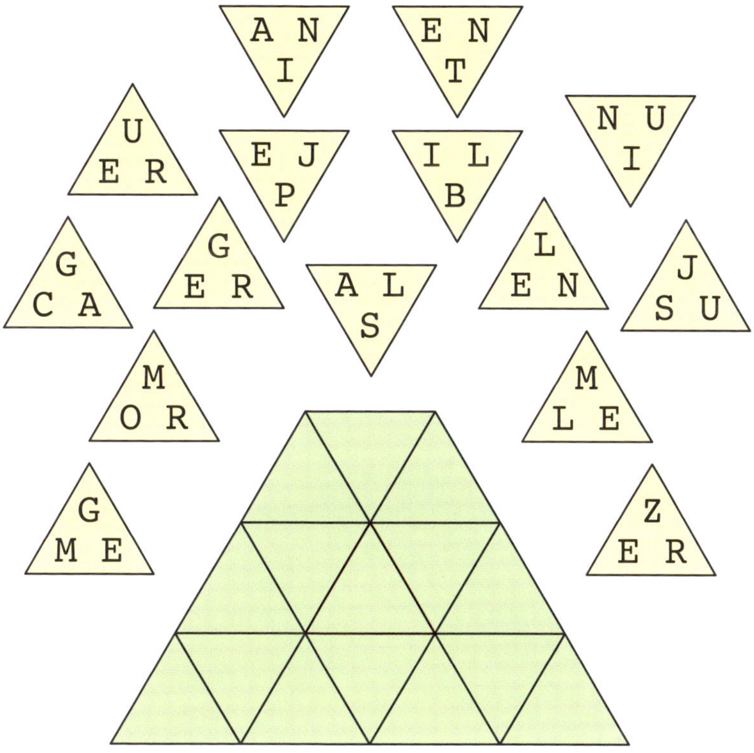

UM DIE ECKE DENKEN

Finden Sie die Antworten zu den verschlüsselten Hinweisen rund um die Milz. Die Lösungen dazu sind auch auf der Zeichnung zu finden.

1. Ein Paar vor einem Jeansstoff, nur aus letzterem „i“ wird ein „u“. (8)
2. Ein kurzdienendes Volksheer, bei dem der Vorletzte fehlt. (4)
3. Ein anderer Name für Troja, aber in der Mitte verändert. (5)

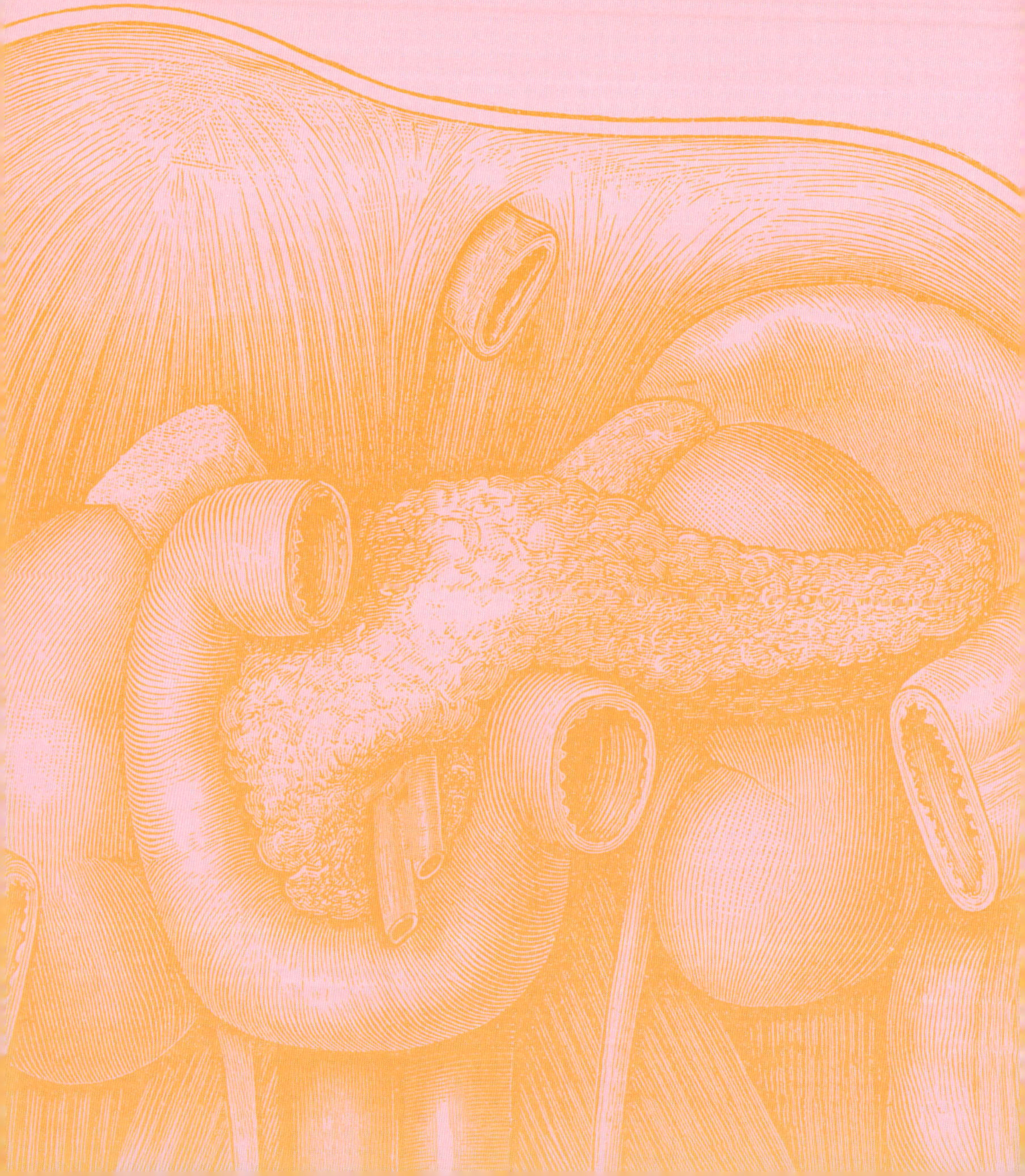

24

BAUCHSPEICHEL-DRÜSE

Die Bauchspeicheldrüse oder das Pankreas ist ein längliches, keilförmiges Organ im hinteren Bereich des Bauchraums. Sie liegt hinter dem Magen, an der dorsalen Bauchwand, und erstreckt sich vom Zwölffingerdarm (Duodenum) bis zur Milz.

Die Bauchspeicheldrüse kann in fünf Teile unterschieden werden: Kopf, Hakenfortsatz, Hals, Körper und Schwanz. Die rechte Seite des Organs ist die breiteste – das ist der Pankreaskopf. Er befindet sich in der C-förmigen Kurve des Zwölffingerdarms. Ein Tumor der Bauchspeicheldrüse kommt meistens am Kopf vor. Die linke Seite verjüngt sich zu ihrem Ende hin und ist leicht nach oben gebogen – das ist der Pankreaskörper. Sein Ende, das sich in der Nähe der Milz befindet, ist der Pankreasschwanz.

Die Bauchspeicheldrüse spielt eine wesentliche Rolle bei der Umwandlung von Nahrung in eine absorbierbare Form. Sie hat eine exokrine Funktion (für die Verdauung) und eine endokrine (hormonelle) Funktion, die den Blutzucker reguliert. Das griechische Wort *pancreas* bedeutet „alles Fleisch“, da das Organ weder Knochen noch Knorpelgewebe enthält. Die Bauchspeicheldrüse wird vom Wirsung-Gang (Ductus pancreaticus) durchzogen, der am Pankreasschwanz beginnt und zum Gallengang führt. Er bildet an seinem Ende die Vater-Ampulle (Ampulla hepatopancreatica), die in den Zwölffingerdarm mündet und Pankreassaft für die Verdauung bereitstellt.

Der exokrine Pankreasanteil ist eine gelappte, seröse Drüse. Sie besteht aus rund einer Million Zellclustern, den Acini. Das endokrine Pankreas wird aus den sogenannten Langerhans-Inseln gebildet. Auch von diesen Zellverbänden gibt es ungefähr eine Million.

BUCHSTABEN LÖSCHEN

Entfernen Sie aus jedem Buchstabenpaar einen Buchstaben, um die richtige Antwort zur dazugehörigen Frage zu erhalten.

1. Welcher Teil der Bauchspeicheldrüse ist mit A bezeichnet?

   PB AE LN KO IR GE AN SW AG EA NR TG

2. Welches C-förmige Organ liegt um die Bauchspeicheldrüse?

   DP AU OI DP EA GN RU MA

3. Welcher Teil des Pankreas enthält „Inseln“?

   RE NI ID OC KA IR PI EN DE NR

4. In welches Organ mündet die Bauchspeicheldrüse?

   HM IE BL ZR

5. Aus welchen beiden Strukturen besteht die Vater-Ampulle?

   a) PG AE RL LN IE NO DG AR EN TG

   b) DP AU DN EK RN IE AB SE RG LA CN EG

PANKREAS-PAARE

Die Bauchspeicheldrüse besteht aus fünf Teilen: dem Kopf, Hals, Körper, Hakenfortsatz und Schwanz. Sehen Sie sich die Zeichnung an und ermitteln Sie, welches Paar auf der Liste anders ist?

1. Schwanz und Hals
2. Kopf und Körper
3. Kopf und Hakenfortsatz
4. Schwanz und Hakenfortsatz

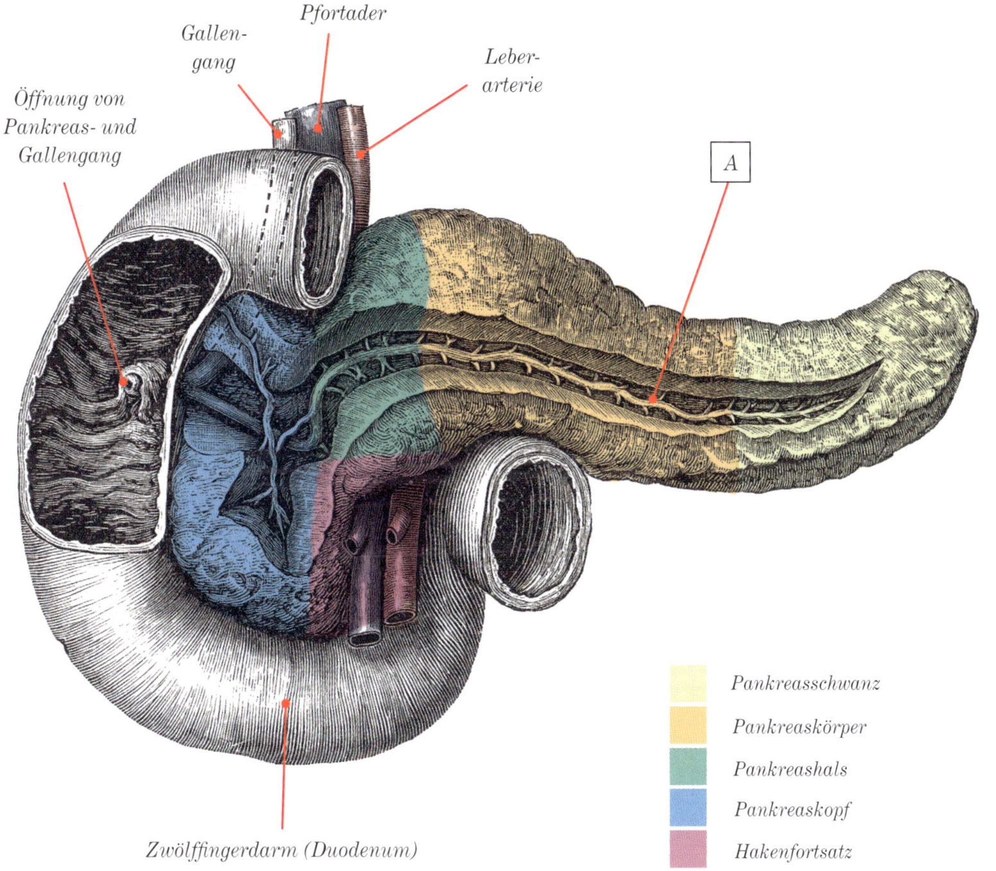

UM DIE ECKE DENKEN

Finden Sie die Antworten zu den verschlüsselten Hinweisen. Sie beschreiben zwei Teile der Bauchspeicheldrüse:

1. Ein Anhängsel, oft am Hinterteil zu finden. (7)
2. Ein bitterer Korridor. (10)

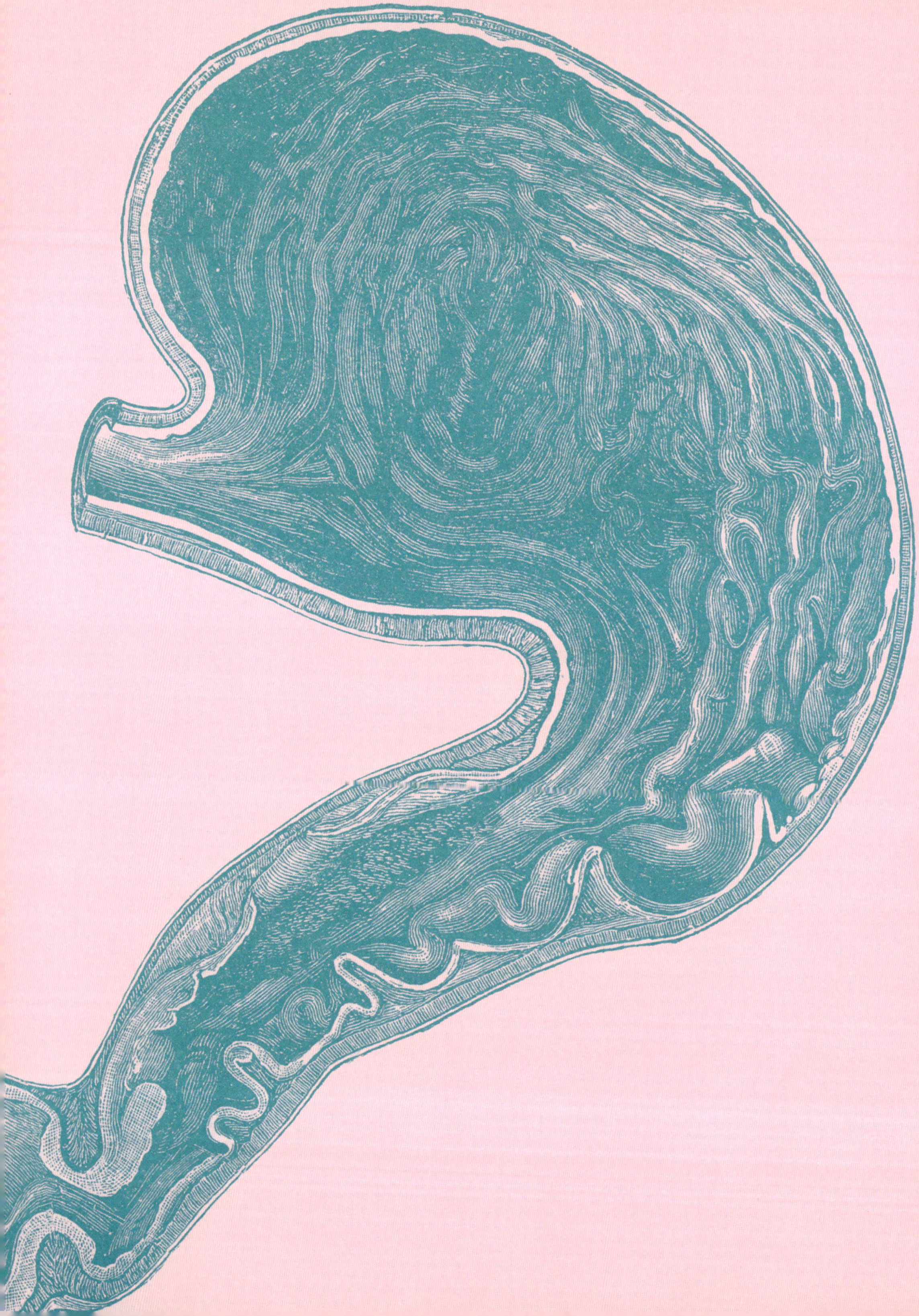

25
MAGEN

Der Magen ist ein sackartiges Organ aus Muskelgewebe und befindet sich auf der linken Seite im oberen Bauchraum. Er besitzt eine kleine Magenkurvatur (ganz innen) und eine große Magenkurvatur (ganz außen). Die Größe des Magens ist von Mensch zu Mensch unterschiedlich und verändert sich auch zwischen den Mahlzeiten.

Der Magen nimmt die Nahrung auf, die aus der Speiseröhre in ihm ankommt, und schickt sie an den Zwölffingerdarm (im Dünndarm) weiter. Der untere Teil der Speiseröhre, die in den ersten Magenabschnitt (Cardia) führt, nennt man den ösophagogastralen Übergang. Dieser Übergang wird von einem ringförmigen Schließmuskel, dem Ösophagussphinkter, verschlossen.

Der Magen produziert verschiedene Stoffe, die zur Verdauung beitragen. Er besteht aus fünf Abschnitten. Die Cardia ist der erste Bereich nach der Speiseröhre. Zu ihr gehören der Ösophagussphinkter, der den Mageneingang verschließt, sodass keine Nahrung zurück in die Speiseröhre fließt. Links von der Cardia und unter dem Zwerchfell liegt der Fundus, ein gerundeter Bereich, der sich ausdehnen kann und oft mit Luft gefüllt ist. Der größte und wesentliche Teil des Magens ist der Korpus, der die Nahrung vermengt und mit ihrer Zersetzung beginnt. Der untere Bereich des Magens wird Antrum genannt. Dort wartet die teilweise verdaute Nahrung auf ihren Weitertransport in den Dünndarm. Schließlich endet der Magen am Pylorus, dem „Pförtner", der den Magen mit dem Zwölffingerdarm (Duodenum) verbindet. Zu ihm gehört auch ein Schließmuskel (M. sphincter pylori), der den Speisebrei (Chymus) an den Zwölffingerdarm abgibt.

Im Inneren des Magens befinden sich viele Falten. Sie haben die Funktion, den Magen zu dehnen, um größere Mengen an Nahrung aufzunehmen, und helfen, die Nahrung während der Verdauung zu bewegen.

QUERSCHNITT DURCH DEN MAGEN

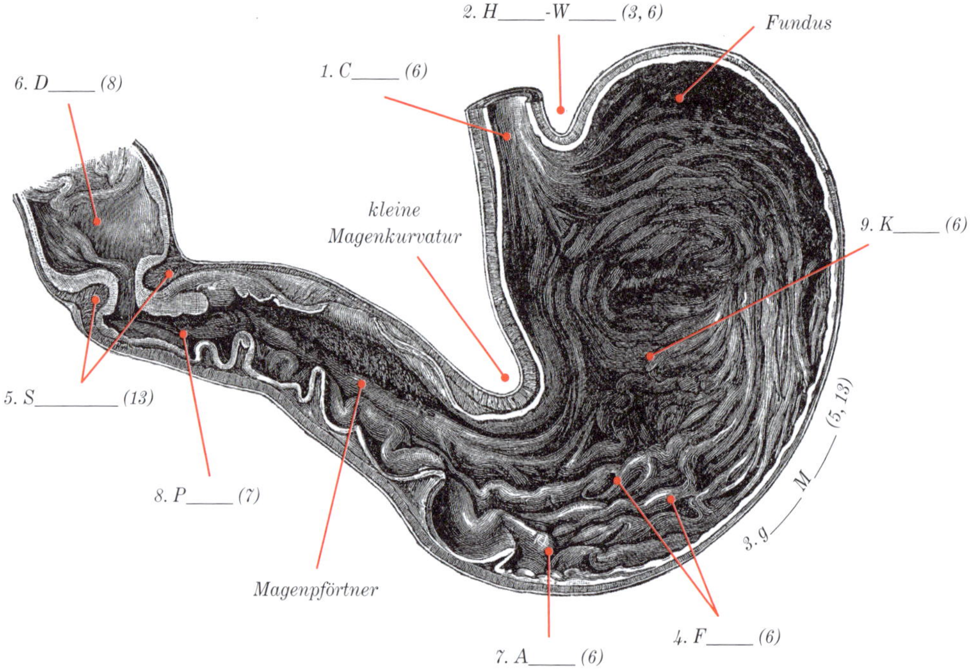

WORTFRAGMENTE

Die Bezeichnungen der fünf Regionen des Magens wurden in Fragmente aufgeteilt. Die Liste unten führt alle in alphabetischer Reihenfolge auf. Fügen Sie die Wörter wieder zusammen und finden Sie alle Bezeichnungen.

AN	CA	FU
IA	KO	LO
ND	PY	RD
RP	RUS	TR
UM	US	US

WORTSUCHE

In dieser Illustration des Magens ist bei den meisten Wörtern nur der erste Buchstabe angegeben. Finden Sie die gesuchten Begriffe im Kasten unten? Ziehen Sie durch das Raster eine zusammenhängende Linie, die durch jedes Kästchen nur einmal verläuft, sodass sich eine Reihe von Wörtern ergibt. Die Wörter dürfen sich nicht überlappen und jeder Buchstabe kommt nur in einem Wort vor. Die Linie kann senkrecht oder waagerecht in jede beliebige Richtung verlaufen, aber nicht diagonal. Das erste Wort steht schon da.

Übertragen Sie jedes gefundene Wort in die dazugehörige Zeile der Illustration. Das erste Wort, „Cardia", gehört zum Beispiel in die Zeile mit der „1".

C	A	R	K	E	U	R	O	L
I	H	D	S	L	S	K	O	Y
S	A	I	U	D	U	S	R	P
-	W	I	M	S	O	U	P	M
E	K	N	E	S	D	E	R	U
L	N	K	I	L	H	N	T	N
G	E	U	R	V	C	U	M	A
R	G	A	M	A	S	E	A	G
O	S	S	E	T	U	R	R	U

UM DIE ECKE DENKEN

Können Sie diese verschlüsselten Hinweise lösen, die sich auf den Magen beziehen? Die Lösungen finden Sie in der Illustration.

1. Englische Ameise und Branntwein im unteren Teil des Magens (6)
2. Requisitenabteilung unter dem Zwerchfell (6)

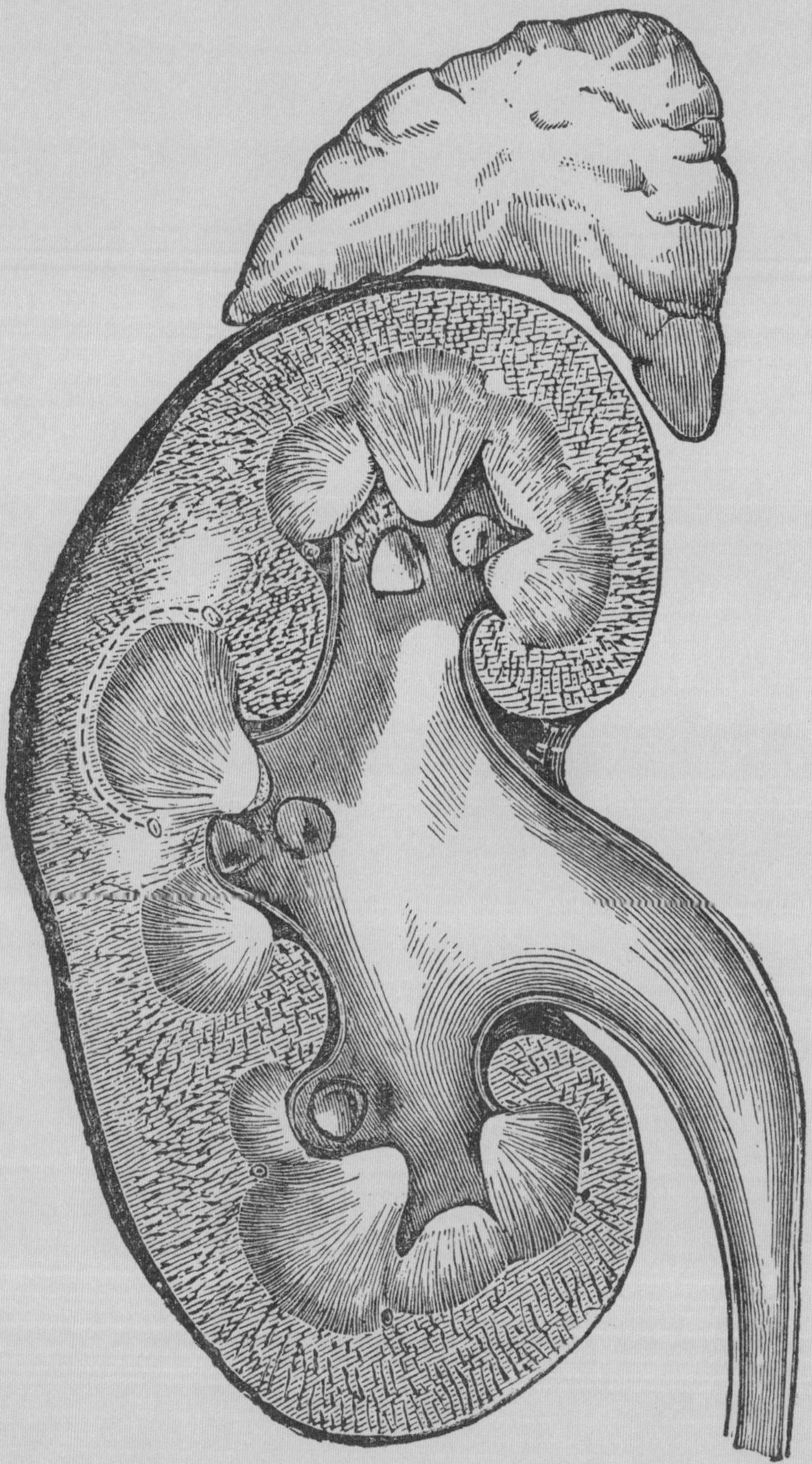

26

NIERE

Die Nieren sind zwei bohnenförmige Organe, die unterhalb des Brustkorbs links und rechts der Wirbelsäule liegen. Die rechte Niere sitzt wegen des großen rechten Leberlappens, der hier viel Platz braucht, etwas tiefer als die linke. Da es auf jeder Körperseite eine Niere gibt, wird sie als bilaterales Organ bezeichnet. Strukturen und Funktionen, die sich auf die Niere beziehen, bezeichnet man als „renal".

Die Aufgabe der Nieren ist es, das Blut zu filtern, Abfallstoffe auszuscheiden und den Wasser- und Elektrolythaushalt zu regulieren. Das funktionale Gewebe der Niere, das Parenchym, wird in die außenliegende Nierenrinde (Cortex renalis) und das innenliegende Nierenmark (Medulla renalis) unterteilt. Die Nierenrinde ragt in das Nierenmark hinein und unterteilt es so in die Nierenpyramiden. Deren Spitzen (Apices), die sogenannten Papillen, reichen in die kleinen Nierenkelche (Calices renales minores), die den Urin aus den Pyramiden ins Innere der Niere leiten und sich schließlich zu großen Nierenkelchen (Calices renales majores) vereinigen. Die Nierenkelche sind übrigens nach dem lateinischen Wort „calix" für Kelch benannt.

Über die großen Nierenkelche gelangt der Urin in das abgeflachte, trichterförmige Nierenbecken (Pelvis renalis). Aus jedem Nierenbecken geht ein Kanal, der sogenannte Ureter oder Harnleiter, hervor, durch den der Urin von der Niere in die Blase geleitet wird.

Der in Richtung Körpermitte gerichtete (mediale) Nierenrand ist durch eine tiefe Spalte gekennzeichnet, in der der Hilus oder Nierenstiel (Hilum renale) liegt. Der Hilus ist die Ein- und Austrittspforte der Nierengefäße, hier verzweigen sich Blutgefäße und Ureter.

Oberhalb der Nieren liegen die Nebennieren. Als Urämie bezeichnet man einen erhöhten Gehalt von Harn und anderen Abfallstoffen im Blut, die normalerweise von den Nieren ausgeschieden werden.

KREUZWORTRÄTSEL UND ANAGRAMM

Dieses Kreuzworträtsel dreht sich vor allem um die Niere, einige Hinweise haben aber auch allgemein mit der menschlichen Anatomie zu tun. Lösen Sie das Rätsel mithilfe des Einleitungstextes zur Niere, der Illustration gegenüber und Ihres Allgemeinwissens.

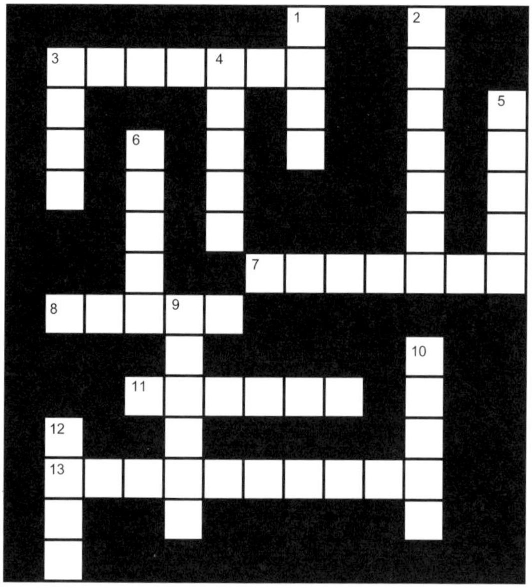

WAAGRECHT

3 erhöhter Harngehalt im Blut (7)
7 Finger- oder Zehenglied (7)
8 Name des in der Illustration mit „A“ bezeichneten Teils der Niere (5)
11 trichterförmiger Teil der Niere (6)
13 griechische Bezeichnung für funktionales Gewebe eines Organs (9) – Parenchyma

SENKRECHT

1 Strang, der der Reizleitung dient (4)
2 Spitze einer Nierenpyramide (7)
3 Flüssigkeit, die durch die Nieren in den Ureter gelangt (4)
4 organische Absonderung in verschiedenen Bereichen des Körpers, die als Schmiermittel dient (5)
5 Teil der Niere, der nach einem Kelch benannt ist (5)
6 die Nebennieren betreffend (5) – renal
9 Organ, durch das der Urin in die Blase geleitet wird (6)
10 Wird von den Nieren ausgeschieden (6) – Abfall
12 Spitze einer pyramidenförmigen Struktur, z. B. im Herz (4)

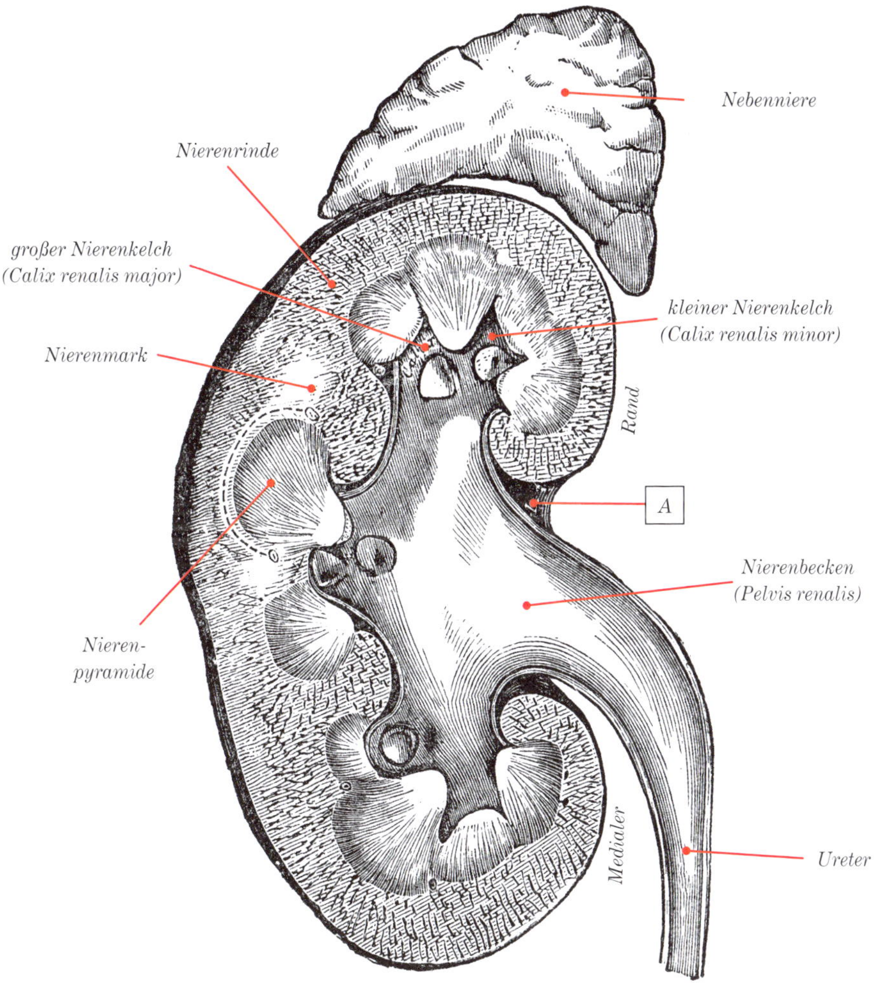

UM DIE ECKE DENKEN

Finden Sie die Antworten zu diesen verschlüsselten Hinweisen rund um die Nieren. Die gesuchten Wörter sind in der Illustration oben zu finden.

1. Auerochse unter Narkose ohne „h“ (6)

2. Spiegellinsenfernrohr, mit dem ein Mann an der Kante steht (5)

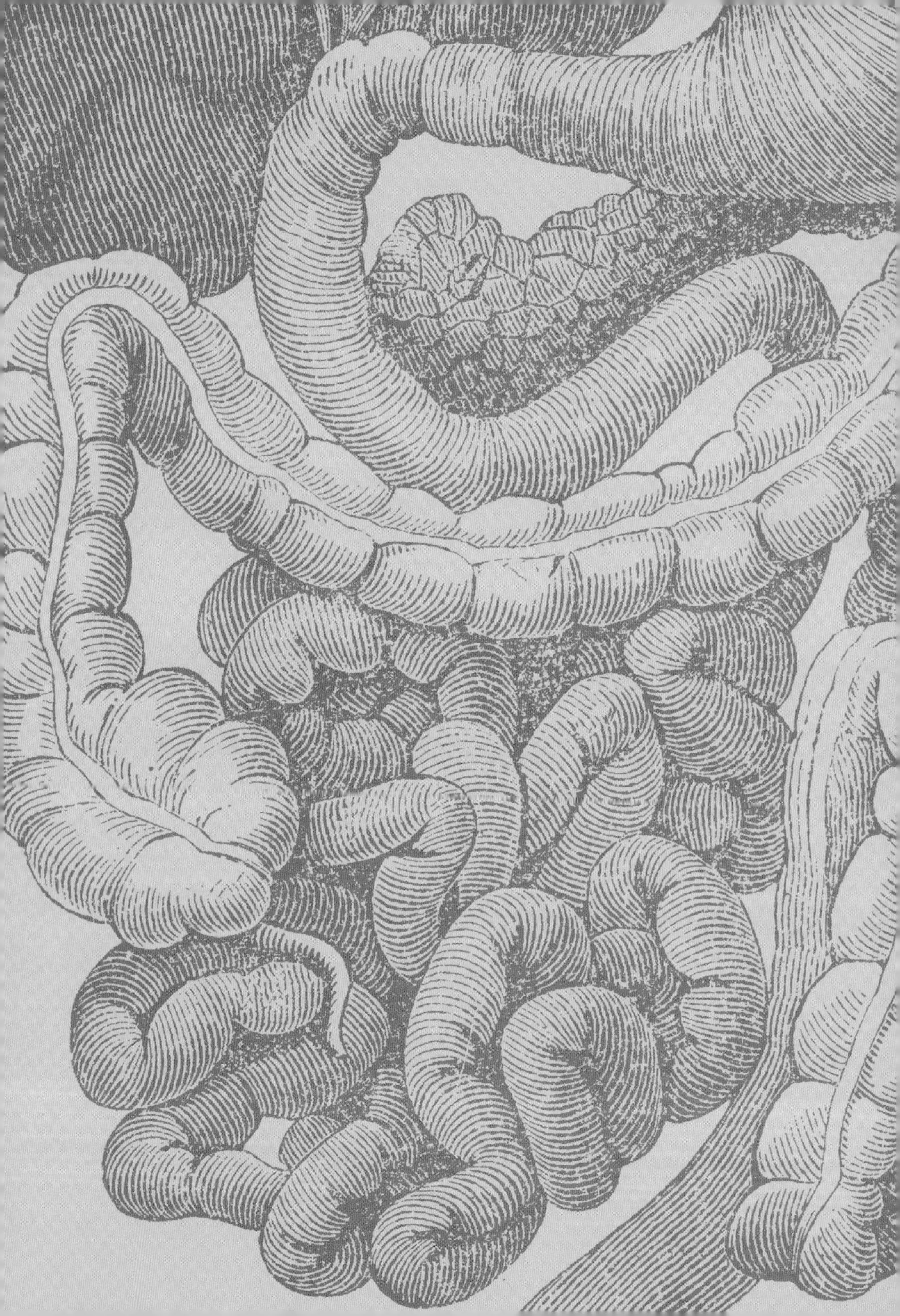

27

DÜNNDARM

Der Dünndarm ist ein Organ des Verdauungstrakts (Gastrointestinaltrakt), dessen Hauptaufgabe darin besteht, Nährstoffe aus der Nahrung aufzunehmen. Er kann eine Länge von bis zu sechs Metern erreichen und erstreckt sich vom Pylorus, dem Pförtner des Magens, bis zur Ileozäkalklappe, dem Verschluss zwischen Dünn- und Dickdarm.

Der Dünndarm wird in drei Abschnitte unterteilt: den Zwölffingerdarm (Duodenum), den Leerdarm (Jejunum) und den Krummdarm (Ileum). Der Zwölffingerdarm, der seinen Namen seiner Länge von etwa zwölf Fingerbreiten (ca. 30 cm) verdankt, erstreckt sich vom Pylorus des Magens bis zur Zwölffingerdarm-Leerdarm-Biegung (Flexura duodenojejunalis), wo er in den Leerdarm übergeht.

Als nächster Abschnitt folgt der Krummdarm. Zwischen Leerdarm und Krummdarm gibt es keine scharfen Grenzen, dennoch sind die beiden im Hinblick auf ihre Struktur unterschiedlich. So ist der Krummdarm in seinem Gewebe durch einen höheren Fettanteil gekennzeichnet, außerdem hat er dünnere Wände und einen geringeren Durchmesser als der Leerdarm. An der Ileozäkalklappe, einem funktionellen Schließmuskel, geht der Krummdarm in den Dickdarm (Kolon) über.

Im Vergleich zum Zwölffingerdarm und zum Leerdarm gibt es im Krummdarm deutlich weniger Kerckring-Falten (Plicae circulares), oberflächenvergrößernde halbkreisförmige Schleimhautfalten, auf denen die Darmzotten sitzen. Dafür finden sich im Krummdarm mehr Peyer-Plaques oder Peyer-Drüsen – kleine Ansammlung von Lymphzellen, die eine wichtige Rolle bei der Immunabwehr im Darm spielen.

Auch im Hinblick auf die Blutgefäße unterscheiden sich Leerdarm und Krummdarm, besonders hinsichtlich der geraden Endarterien (Vasa recta), die im Leerdarm länger sind als im Krummdarm.

GEHEIMER CODE

Die Antworten zu den folgenden Fragen sind alle nach einem bestimmten System verschlüsselt. Die Ziffern geben dabei einen Hinweis auf Buchstaben im Alphabet. Knacken Sie den Code, um die Lösungen zu ermitteln. Die Leerzeichen zwischen den Wörtern und die Buchstabenanzahl sind als kleine Hilfestellungen bereits vorgegeben.

Der geheime Code wurde weiter vorn im Buch schon einmal benutzt. Wenn Sie ihn dort bereits entschlüsselt haben, haben Sie hier einen kleinen Vorteil.

1. Wie nennt man die drei Abschnitte des Dünndarms?

   a) 4211545142113 (8)

   b) 1051021142113 (7)

   c) 91252113 (5)

2. Wie nennt man gerade Arterien fachsprachlich?

   221191 1853201 (4, 5)

3. Welche beiden Organe verbindet die Ileozäkalklappe?

   a) 91252113 (5)

   b) 315121514 (5)

4. Wie heißt der in der Illustration mit „A“ bezeichnete Teil des Dünndarms?

   61252421181 4211545141510510211411 2919 (7, 14)

EIN AUGE FÜRS DETAIL

Beantworten Sie die folgenden Fragen mithilfe der Illustration auf der gegenüberliegenden Seite und Ihres Allgemeinwissens.

1. Welcher anatomische Teil, dessen Name sich vom lateinischen Wort für „blind“ ableitet, ist ein Beutel, der sich am Anfang des Dickdarms befindet?
2. Welche Beschriftung auf der Illustration, deren Name das fünfte Tierkreiszeichen enthält, bezieht sich auf einen Teil des Körpers, an dem zwei Abschnitte des Magen-Darm-Systems zusammenkommen?

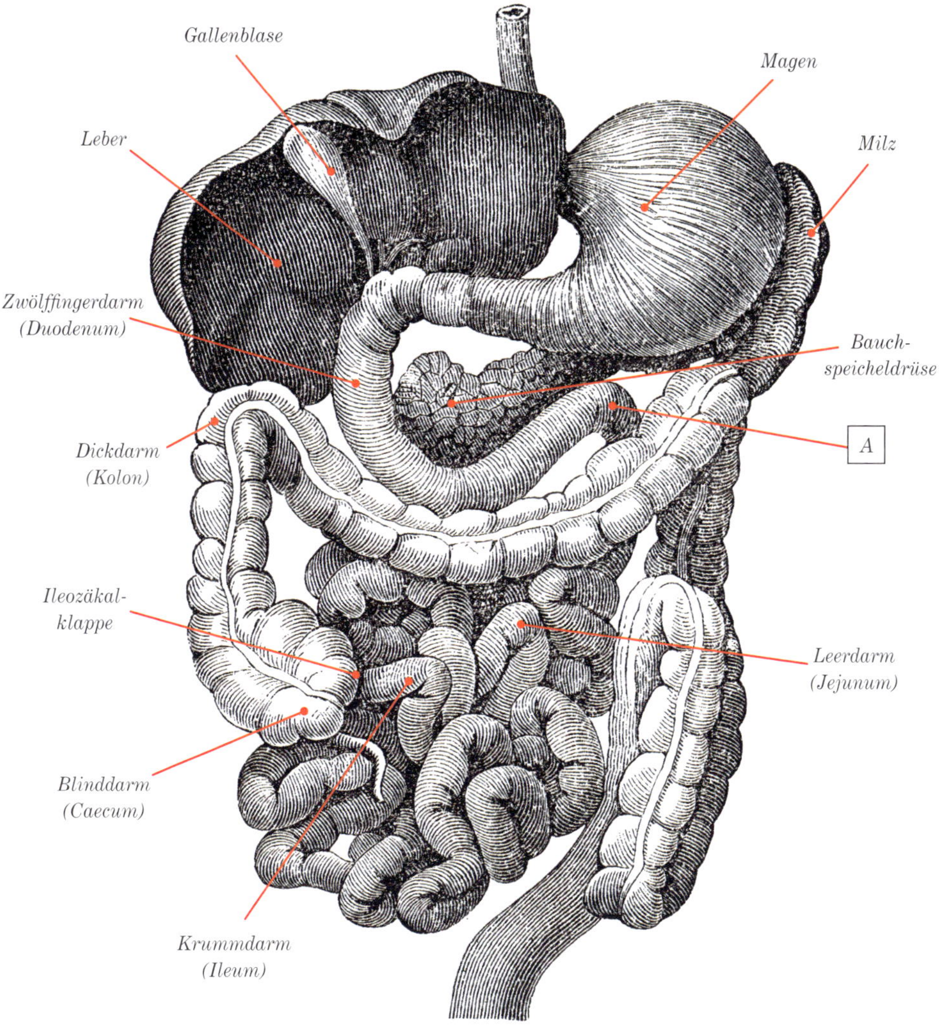

UM DIE ECKE DENKEN

Finden Sie die Antworten zu diesen verschlüsselten Hinweisen rund um den Dünndarm. Die gesuchten Wörter sind in der Illustration oben zu finden.

1. Großes Organ, das am Ende eines Stickers gefunden wird (5)
2. In der Mitte enthält die Dame, die im Auftrag der Regierung unterwegs ist, ein wichtiges Organ (7)

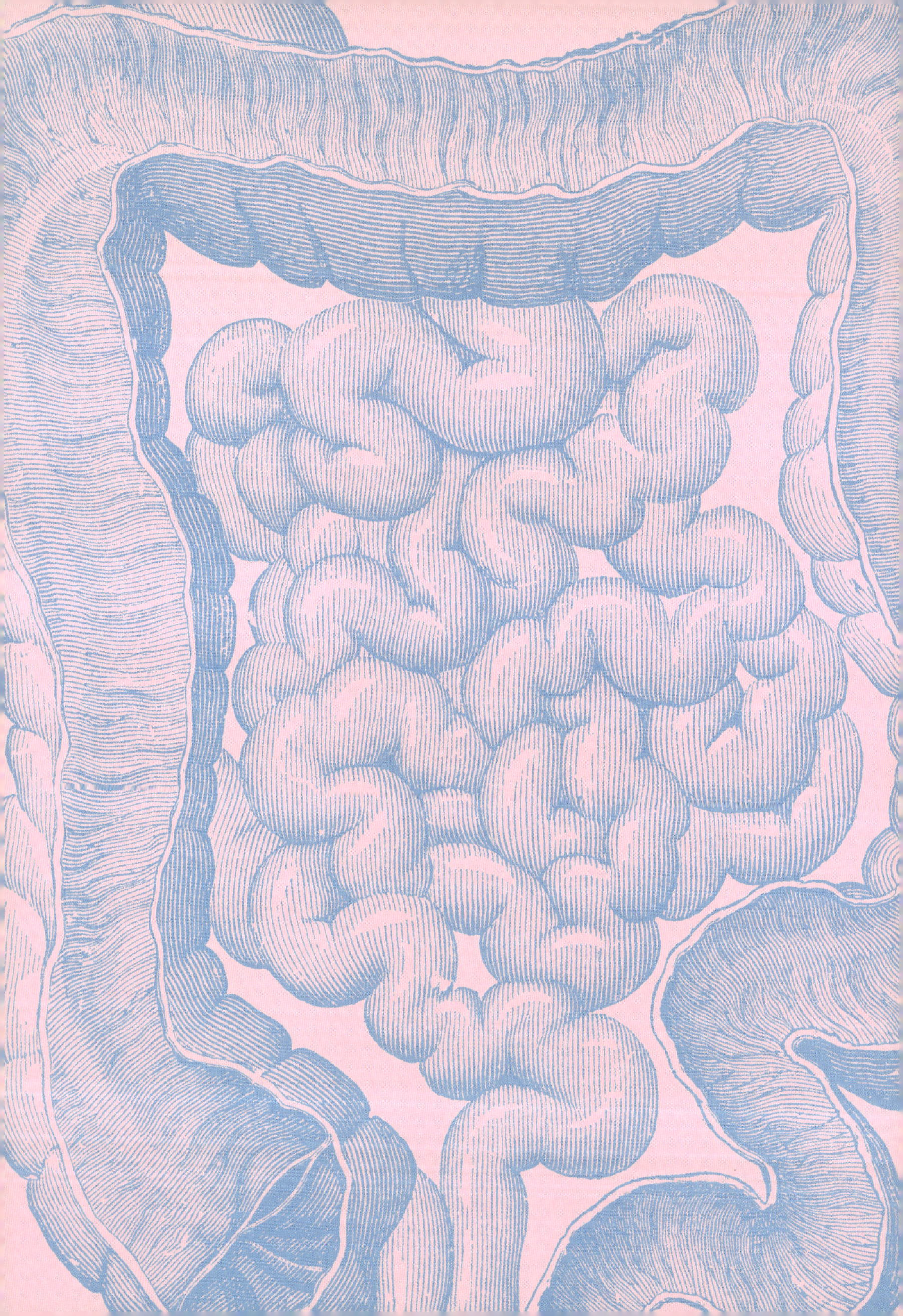

28
DICKDARM

Der Dickdarm (Kolon) ist der letzte, am weitesten von der Körpermitte entfernte (distale) Abschnitt des Verdauungstrakts, wo der verdauten Nahrung Wasser und Mineralstoffe (Elektrolyte) entzogen werden. Er ist ca. 1,5 Meter lang und reicht vom Blinddarm (Caecum), dem sackförmig ausgestülpten Anfangsteil, der Dünn- und Dickdarm verbindet und an dem der Wurmfortsatz ansetzt, bis zum Mastdarm (Rektum).

Der Dickdarm besteht aus vier Abschnitten: dem aufsteigenden Kolon (Colon ascendens), dem Querkolon (Colon transversum), dem absteigenden Kolon (Colon descendens) und dem Sigma (Colon sigmoideum; „S-förmiges Kolon“). Die Form des Dickdarms erinnert an ein „n“, wobei sich jeder seiner Abschnitte seiner Benennung entsprechend verhält und sich in die Richtung, die diese beschreibt, erstreckt bzw. so geformt ist.

Das aufsteigende Kolon erstreckt sich vom Dünndarm nach oben in Richtung Leber, bevor es an der rechten Kolonflexur (Flexura coli dextra), auch Leberflexur genannt, eine 90-Grad-Kurve macht und in das Querkolon übergeht. Dieses erstreckt sich quer durch die Bauchhöhle in Richtung Milz, wo an der linken Kolonflexur (Flexura coli sinistra), auch Milzflexur genannt, eine weitere 90-Grad-Kurve nach unten folgt. Das Querkolon kann in seiner Lage variieren und etwa auch auf der Höhe des Beckens liegen. Schließlich führt das absteigende Kolon nach unten in Richtung Becken, wo es S-förmig nach hinten zieht und zum Sigma wird. Der letzte Abschnitt ist der Mastdarm (Rektum), wo Schließmuskeln dafür sorgen, dass die Entleerung des Darms kontrolliert stattfindet.

Der Dickdarm weist einige Besonderheiten auf. Er hat einen großen Durchmesser, und an seiner Oberfläche finden sich die Appendices epiploicae, kleine Fettgewebsauflagerungen. Außerdem lassen längsverlaufende Muskelstränge, die sogenannten Tänien (Taeniae coli), Haustren entstehen: Das sind Ausbuchtungen der Dickdarmwand, die kontraktieren und so dafür sorgen, dass der Speisebrei weitertransportiert wird.

BUCHSTABENSALAT

Die Buchstaben einiger der Bezeichnungen, die Sie in der Illustration gegenüber sehen können, wurden wild durcheinandergewürfelt. Können Sie diesen Buchstabensalat in die richtige Reihenfolge bringen und die richtigen Wörter ermitteln? Die Leerzeichen kommen nicht unbedingt so in der Illustration vor.

1. Index app
2. Reflexe burl
3. Kolonne des Aufstieg
4. Film zur Ex
5. magis

MATHEMATIKRÄTSEL

Welche dieser Gleichungen stimmen? Jede besteht aus verschiedenen Kategorien, die zum Dickdarm gehören. Die Anzahl der Teile in der jeweiligen Kategorie wird dann in die Gleichung eingesetzt. Beispiel: Es gibt vier „Abschnitte des Dickdarms", also wird an diese Stelle die Zahl „4" eingesetzt. Tragen Sie die Zahlen in die Tabelle unten ein, um die Übersicht zu behalten.

1. Abschnitte des Dickdarms + Zahl, mit der das aufsteigende Kolon in der Illustration beschriftet ist = Zahl, mit der das absteigende Kolon in der Illustration beschriftet ist
2. (Grade der Kurve der Leberflexur + Länge des Dickdarms in Metern) × 2 = 180
3. Abschnitte des Dickdarms × Länge des Dickdarms in Metern = Zahl, mit der das aufsteigende Kolon in der Illustration beschriftet ist
4. Grade der Kurve der Leberflexur ÷ Zahl, mit der das absteigende Kolon in der Illustration beschriftet ist = Abschnitte des Dickdarms

KATEGORIE	ZAHL
Abschnitte des Dickdarms	4
Zahl, mit der das aufsteigende Kolon in der Illustration beschriftet ist	
Zahl, mit der das absteigende Kolon in der Illustration beschriftet ist	
Grade der Kurve der Leberflexur	
Länge des Dickdarms in Metern	

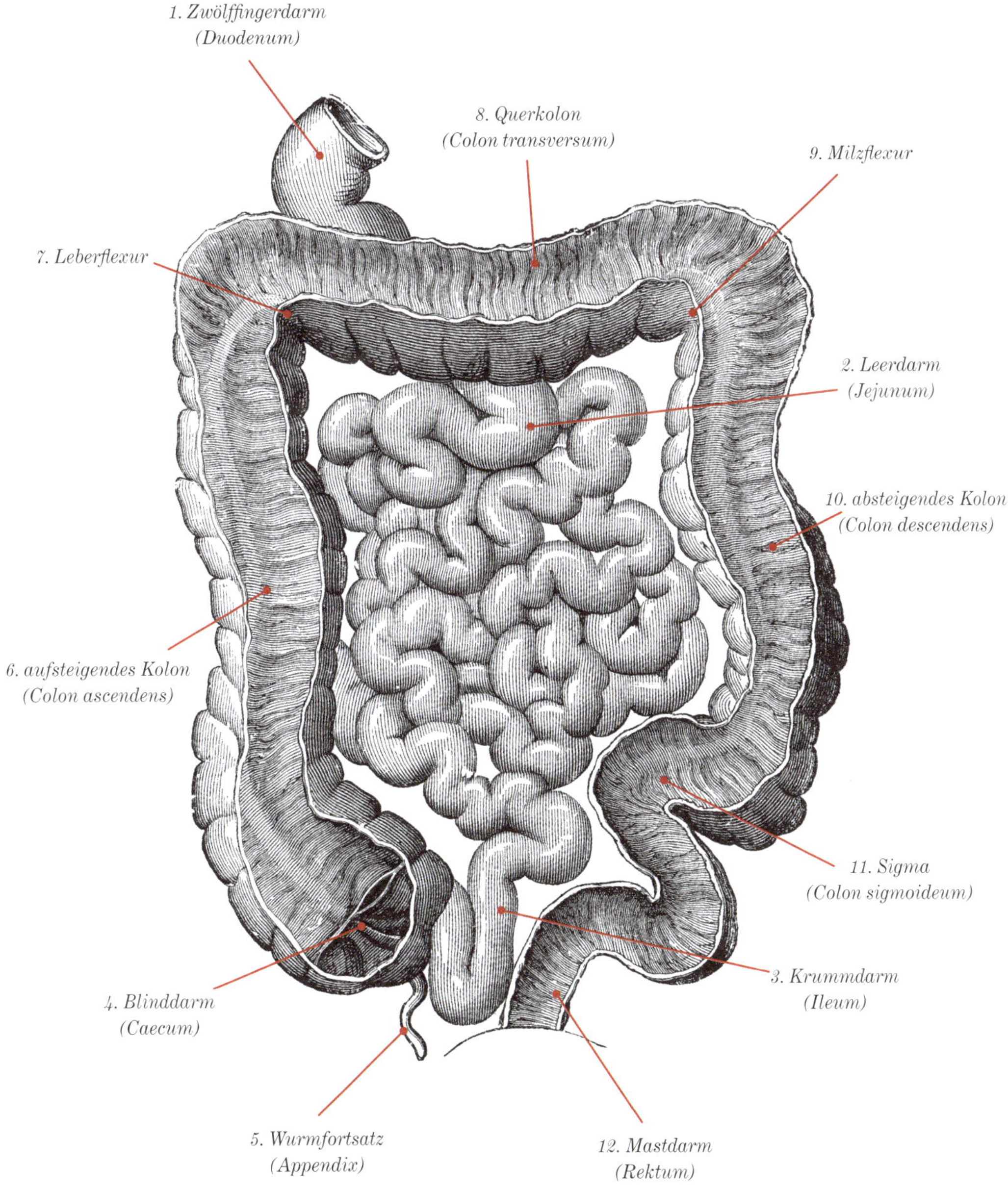
1. Zwölffingerdarm
(Duodenum)
8. Querkolon
(Colon transversum)
9. Milzflexur
7. Leberflexur
2. Leerdarm
(Jejunum)
10. absteigendes Kolon
(Colon descendens)
6. aufsteigendes Kolon
(Colon ascendens)
11. Sigma
(Colon sigmoideum)
3. Krummdarm
(Ileum)
4. Blinddarm
(Caecum)
5. Wurmfortsatz
(Appendix)
12. Mastdarm
(Rektum)

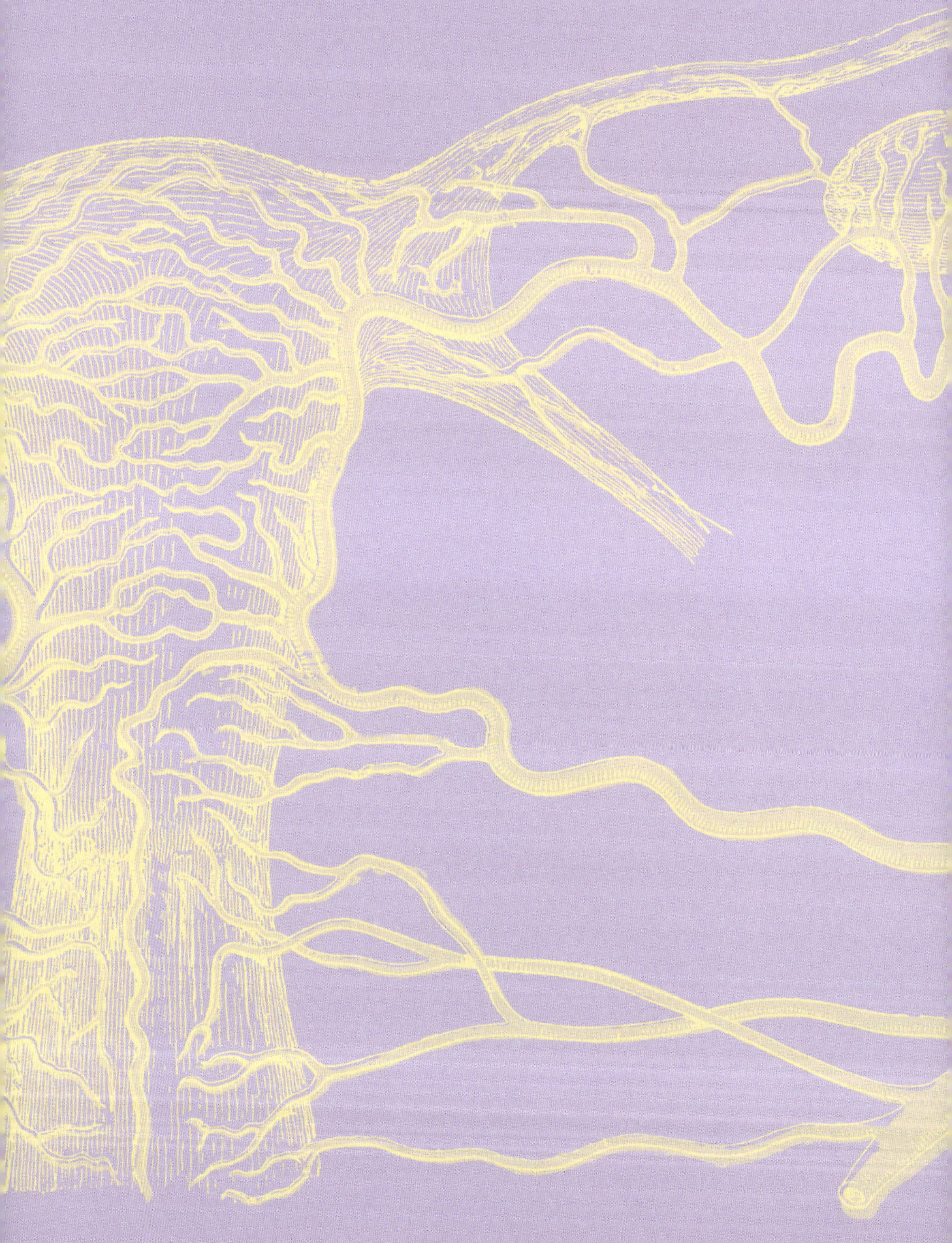

29
GEBÄRMUTTER

Die Gebärmutter (Uterus) ist ein dickwandiges, muskulöses Organ, das sich stark ausdehnen kann, um einem wachsenden Fötus Platz zu bieten. Sie ist ein sekundäres Geschlechtsorgan und entwickelt sich maßgeblich im Laufe der Pubertät durch den Einfluss der Sexualhormone, die von den primären Geschlechtsorganen, bei Frauen den Eierstöcken (Ovarien), gebildet werden.

Die Form der Gebärmutter ähnelt einer auf dem Kopf stehenden Birne. Sie liegt zwischen Blase und Mastdarm (Rektum), wobei ihre Position variieren kann, je nachdem, wie viel Urin sich in der Blase befindet. Wird eine Eizelle befruchtet, nistet sie sich in der Gebärmutter ein und entwickelt sich dort zum geburtsreifen Fötus. Am unteren (distalen) Ende befindet sich die Vagina, seitlich (lateral) ist sie mit den Eileitern verbunden.

Die Gebärmutter besteht aus drei Teilen: der Gebärmutterkuppe (Fundus uteri), dem Gebärmutterkörper (Corpus uteri) und dem Gebärmutterhals (Cervix uteri). Die Kuppe bildet das Dach der Gebärmutter oberhalb der Öffnungen der Eileiter. Diese werden auch Ovidukte oder lateinisch Tubae uterinae oder Tubae Fallopii genannt. Jeden Monat sorgen sie dafür, dass eine Eizelle (Ovum) von den Eierstöcken in die Gebärmutter transportiert wird. Am nahe am Eierstock befindlichen Ende der Eileiter finden sich fransenförmige Ausläufer, die Fimbrien (Fimbriae tubae), die zum Teil mit dem Eierstock verwachsen sind und sicherstellen, dass die Eizelle in die Gebärmutter gelangt. Wird die Eizelle befruchtet, nistet sie sich im Gebärmutterkörper ein.

Der Gebärmutterhals verbindet die Gebärmutter mit der Vagina. Es handelt sich dabei um einen Muskelschlauch, der sich auf bis zu 10 cm Durchmesser dehnen kann, sodass bei der Geburt ein Fötus hindurchpasst. Während der Menstruation dehnt sich der Gebärmutterhals nur so weit, dass das Menstruationsblut abfließen kann.

PERIODENSYSTEM DER ELEMENTE

1 H Hydrogen																	2 He Helium
3 Li Lithium	4 Be Beryllium											5 B Boron	6 C Carbon	7 N Nitrogen	8 O Oxygen	9 F Fluorine	10 Ne Neon
11 Na Sodium	12 Mg Magnesium											13 Al Aluminium	14 Si Silicon	15 P Phosphorus	16 S Sulfur	17 Cl Chlorine	18 Ar Argon
19 K Potassium	20 Ca Calcium	21 Sc Scandium	22 Ti Titanium	23 V Vanadium	24 Cr Chromium	25 Mn Manganese	26 Fe Iron	27 Co Cobalt	28 Ni Nickel	29 Cu Copper	30 Zn Zinc	31 Ga Gallium	32 Ge Germanium	33 As Arsenic	34 Se Selenium	35 Br Bromine	36 Kr Krypton
37 Rb Rubidium	38 Sr Strontium	39 Y Yttrium	40 Zr Zirconium	41 Nb Niobium	42 Mo Molybdenum	43 Tc Technetium	44 Ru Ruthenium	45 Rh Rhodium	46 Pd Palladium	47 Ag Silver	48 Cd Cadmium	49 In Indium	50 Sn Tin	51 Sb Antimony	52 Te Tellurium	53 I Iodine	54 Xe Xenon
55 Cs Caesium	56 Ba Barium	57 La* Lanthanum	72 Hf Hafnium	73 Ta Tantalum	74 W Tungsten	75 Re Rhenium	76 Os Osmium	77 Ir Iridium	78 Pt Platinum	79 Au Gold	80 Hg Mercury	81 Tl Thallium	82 Pb Lead	83 Bi Bismuth	84 Po Polonium	85 At Astatine	86 Rn Radon
87 Fr Francium	88 Ra Radium	89 Ac** Actinium	104 Rf Rutherfordium	105 Db Dubnium	106 Sg Seaborgium	107 Bh Bohrium	108 Hs Hassium	109 Mt Meitnerium	110 Ds Darmstadtium	111 Rg Roentgenium	112 Cn Copernicium	113 Nh Nihonium	114 Fl Flerovium	115 Mc Moscovium	116 Lv Livermorium	117 Ts Tennessine	118 Og Oganesson

*	58 Ce Cerium	59 Pr Praseodymium	60 Nd Neodymium	61 Pm Promethium	62 Sm Samarium	63 Eu Europium	64 Gd Gadolinium	65 Tb Terbium	66 Dy Dysprosium	67 Ho Holmium	68 Er Erbium	69 Tm Thulium	70 Yb Ytterbium	71 Lu Lutetium
**	90 Th Thorium	91 Pa Protactinium	92 U Uranium	93 Np Neptunium	94 Pu Plutonium	95 Am Americium	96 Cm Curium	97 Bk Berkelium	98 Cf Californium	99 Es Einsteinium	100 Fm Fermium	101 Md Mendelevium	102 No Nobelium	103 Lr Lawrencium

DIE ELEMENTE DES KÖRPERS

Unten finden Sie drei Fragen zur Gebärmutter. Die Antworten sind vorgegeben, wurden allerdings mithilfe eines Codes verschlüsselt. Bei der Entschlüsselung des Codes hilft das oben abgebildete Periodensystem. Finden Sie mithilfe Ihres Wissens über das weibliche Reproduktionssystem, des Periodensystems und ihrer Codeknacker-Fähigkeiten die richtigen Antworten. Einige Buchstaben sind bereits vorgegeben.

1. Wie heißt das in der Illustration mit „A" bezeichnete Geschlechtsorgan?

   8 23 18

2. In welchem Teil der Gebärmutter nistet sich eine befruchtete Eizelle ein?

   6 8 R P 92 16

3. Welches Wort bedeutet „den Muskelschlauch zwischen dem Gebärmutterhals und den äußeren Genitalien betreffend"?

   23 47 49 13

4. Wie nennt man die Operation, im Rahmen derer die Gebärmutter oder Teile davon entfernt werden?

   1 39 16 52 75 K T 8 M 53 E

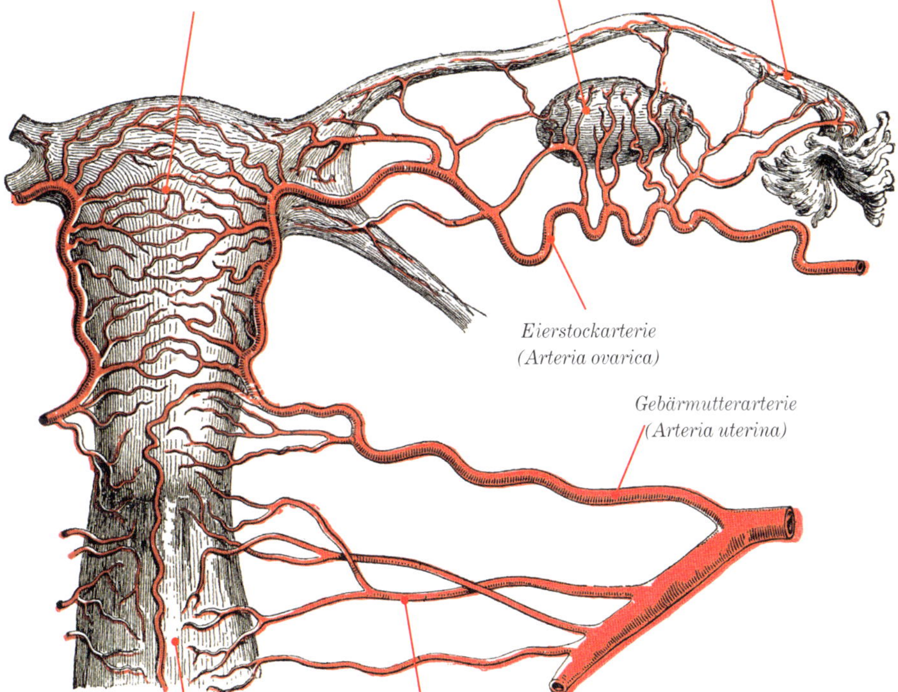

UM DIE ECKE DENKEN

Finden Sie die Antworten zu diesen verschlüsselten Hinweisen. Die gesuchten Wörter sind alle in diesem Kapitel zu finden.

1. Kessel zur Teezubereitung, bei dem ein berühmter Onkel weggelassen wird (4)
2. Sie ist hier für das schnelle Auffinden hilfreich und nur ein ausgetauschter Buchstabe ergibt den gesuchten Begriff. (6)

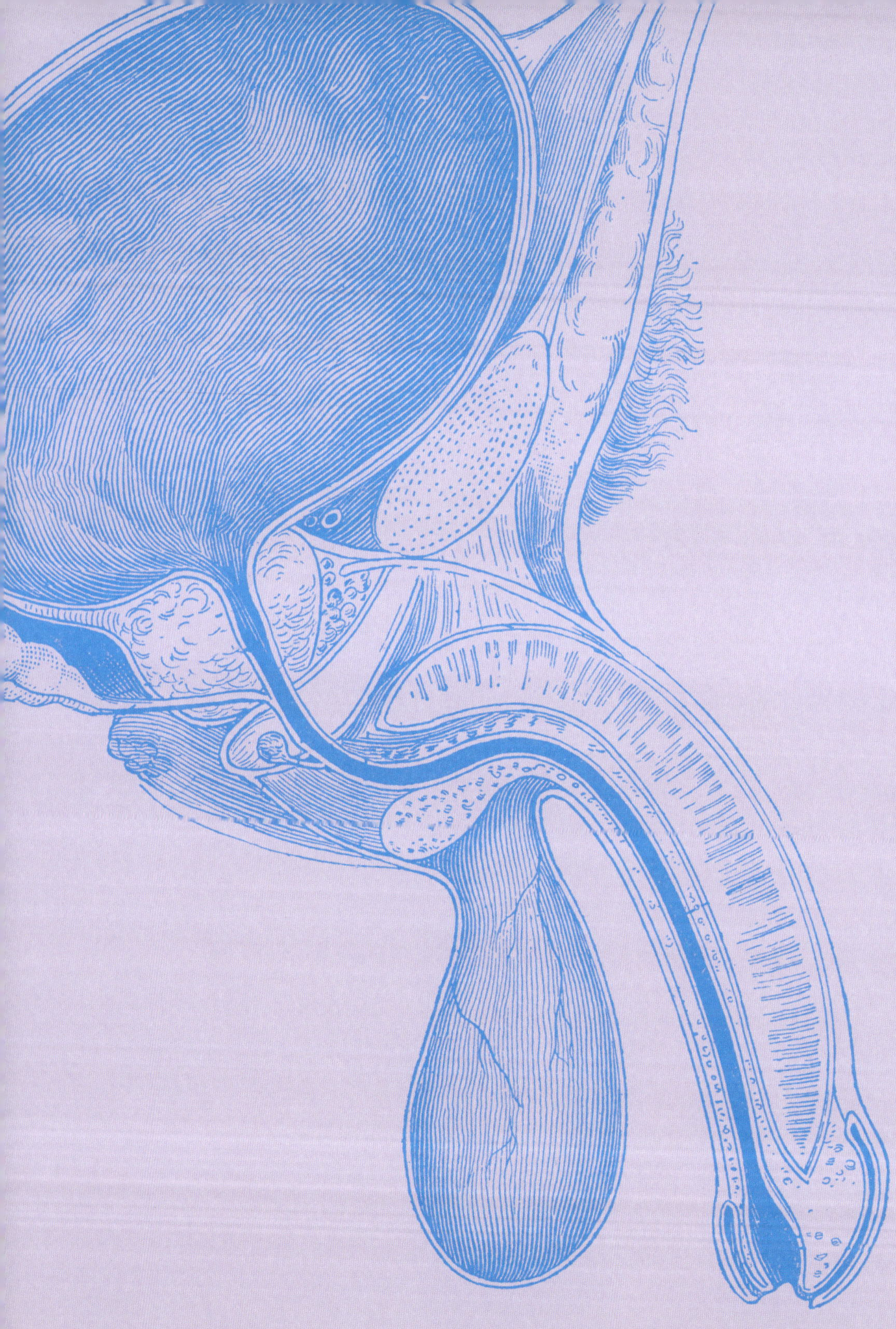

30
PENIS UND HARNRÖHRE

Der Penis und die Harnröhre (Urethra) sind Teile des Fortpflanzungs- bzw. Harnsystems. Der Penis ist das männliche Geschlechtsorgan, das während der Pubertät zu seiner vollen Größen heranwächst. Er hat aber nicht nur eine sexuelle Funktion, sondern dient mit der Harnröhre auch der Ausscheidung des Urins aus dem Körper.

Die Harnröhre erstreckt sich von der inneren Harnröhrenmündung der Blase durch die Prostata, die Dammmembran (Membrana perinei) und die Dammmuskulatur (Musculi perinei) bis zur äußeren Harnröhrenmündung an der Spitze der Eichel (Glans penis), der Verdickung am distalen Ende des Penis. Ihre Aufgabe ist es, Urin bzw. Spermien auszuscheiden.

Die Harnröhre besteht aus vier Abschnitten. Die präprostatische Harnröhre ist vom inneren Blasenschließmuskel umgeben, der verhindert, dass bei der Ejakulation Spermien in die Blase gelangen. Die prostatische Harnröhre erstreckt sich durch die Prostata. Es folgen die membranöse Harnröhre, die vom äußeren Blasenschließmuskel umgeben ist, sowie die penile Harnröhre, die sich im Penis befindet.

Der Penis besteht aus drei Teilen: Wurzel, Schaft und Eichel. An der Peniswurzel befinden sich die Basis des Harnröhrenschwellkörpers (Bulbus penis) sowie die Schenkel (Crura penis) des Penisschwellkörpers. Der Penisschaft reicht von der Peniswurzel bis zum Ende des paarigen Penisschwellkörpers (Corpus cavernosum penis), der sich bei der Erektion mit Blut füllt. Die Eichel ist die Spitze des Penis, die im nicht erigierten Zustand von der Vorhaut (Präputium) bedeckt ist. Mittig befindet sich die äußere Harnröhrenmündung, an der Unterseite das Vorhautbändchen (Frenulum), eine Schleimhautfalte, die sich von der Innenseite der Vorhaut bis zur Eichel erstreckt.

ALPHABETISCHER BUCHSTABENSALAT

Die Buchstaben, aus denen die Antworten zu den folgenden Fragen bestehen, wurden durcheinandergewürfelt und dem Alphabet nach angeordnet. Schauen Sie sich die Fragen und Buchstaben genau an und ermitteln Sie die Lösungswörter zu den Fragen. Besteht ein Lösungswort aus mehr als einem Wort, wurden die Buchstaben jedes Worts einzeln alphabetisch angeordnet.

1. Wie heißen die drei Teile des Penis?

   a) ELRUW

   b) ACFHST

   c) CEEHIL

2. Wie lautet die fachsprachliche Bezeichnung der Spitze des Penis?

   AGLNS EINPS

3. Wie heißt der paarige Schwellkörper im Penisschaft fachsprachlich?

   ACOOPRR AACENORSV EINPS

Die Buchstaben, aus denen die Antworten zu den folgenden Fragen bestehen, wurden durcheinandergewürfelt und dem Alphabet nach angeordnet. In der Illustration gegenüber sind die gesuchten Begriffe mit Buchstaben gekennzeichnet. Schauen Sie sich die Fragen und Buchstaben und die Illustration genau an und ermitteln Sie die Lösungswörter zu den Fragen.

4. Was ist in der Illustration mit dem Buchstaben „A" beschriftet?

   AHORUVT (ÄIMPPRUU)

5. Wie heißt die Drüse, die mit „B" beschriftet ist?

   BBLSUU EINPS

6. Wie heißt der Teil der Harnröhre, der mit „C" beschriftet ist?

   ACEEEHHHKLLÖÖNNPRRRRRSW

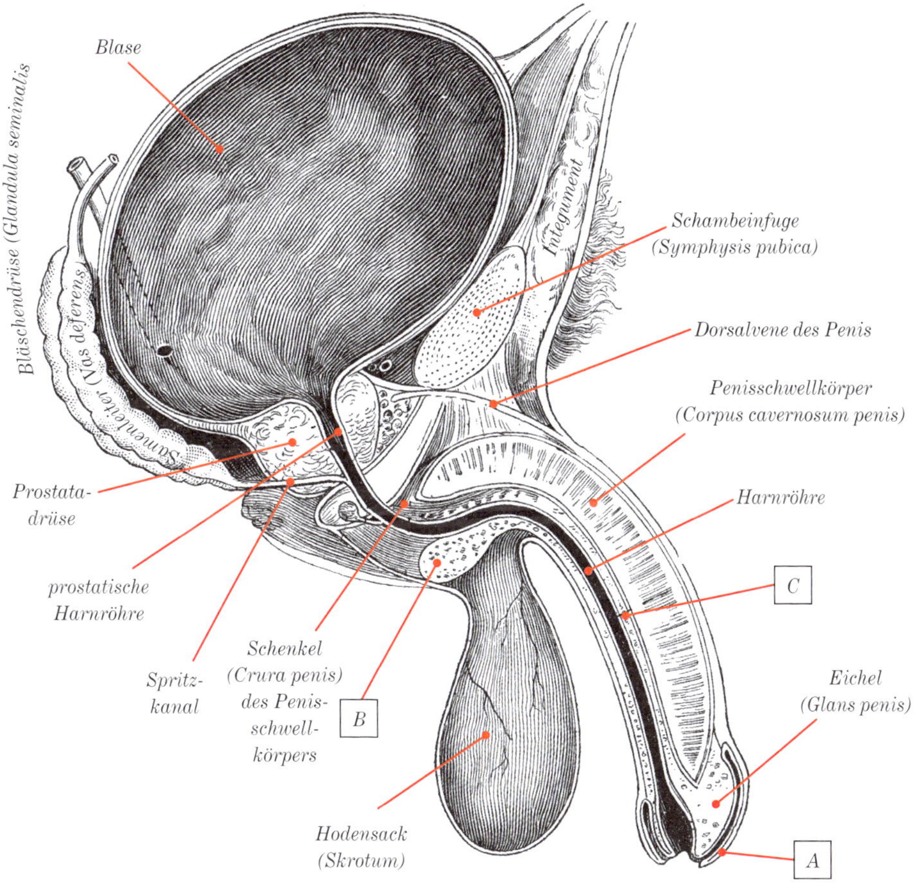

BEDEUTUNGSWANDEL

Finden Sie die Lösungswörter, die zu den folgenden Beschreibungen passen. Jedes hat als Ausgangswort einen anatomischen Begriff aus der Illustration oben, aber Buchstaben wurden entfernt oder hinzugefügt. Käme etwa das Wort „Zehen" vor, könnte man ein „e" entfernen, sodass „zehn" herauskommt. Oder man fügt zum Wort „Auge" ein „l" hinzu und erhält „Lauge. Die Zahlen geben die Buchstabenanzahl der gesuchten Wörter an.

1. Schaum des Körpers (8)
2. Nadelholz (5)
3. Tupfen (6)
4. Dekoratives Gefäß (4)

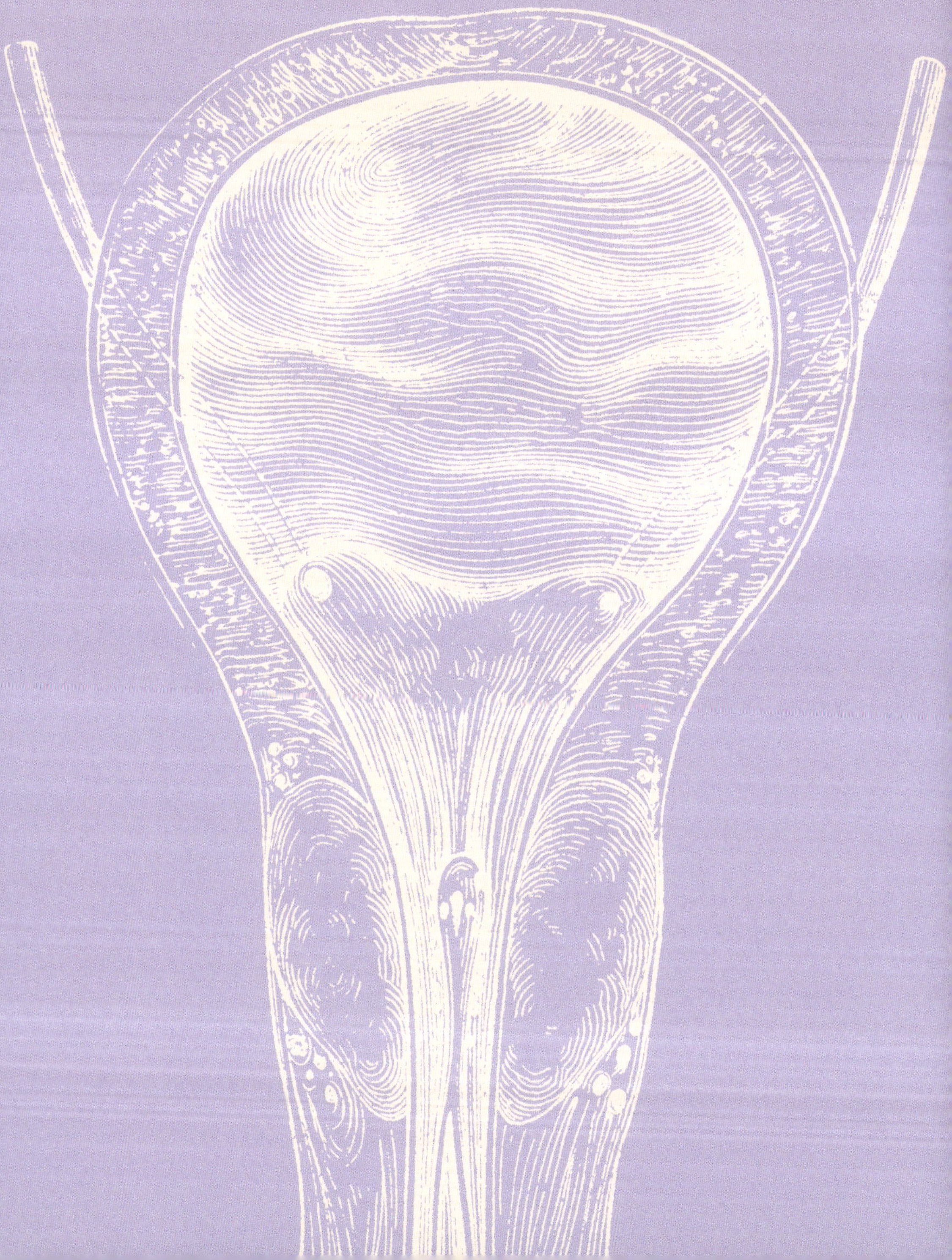

31
BLASE

Die Blase ist ein Organ des Harntrakts, das zwei wichtige Aufgaben übernimmt: die Zwischenspeicherung und die Ausscheidung von Urin.

Die Größe und die Lage der Blase verändert sich, je nachdem, wie viel Urin sich in ihr befindet – bei einem normalen Erwachsenen sind das meist etwa 400 ml. Sie liegt flach auf dem Beckenboden auf und nimmt eine ovale Form an, wenn sie mit Urin gefüllt ist.

Nach oben hin erstreckt sich der Blasenscheitel (Apex) in Richtung Schambeinfuge, über das mediale Nabelband ist die Blase mit dem Bauchnabel (Umbilicus) verbunden. Die Blase besteht hauptsächlich aus dem Blasenkörper, der Blasengrund ist nach hinten gerichtet und dreieckig. Der Blasenhals befindet sich an der Stelle, an der der Blasengrund auf die zwei inferolateralen Flächen (Seiten) trifft und die Harnröhre ansetzt. Der Urin gelangt durch den rechten und den linken Ureter oder Harnleiter in die Blase und wird über die Harnröhre ausgeschieden. Am Blasengrund bilden die Eingänge des rechten und linken Harnleiters oder Ureters und der Ausgang der Harnröhre das sogenannte Blasendreieck (Trigonum vesicae).

Das Entleeren der Blase, also das Wasserlassen oder Urinieren, nennt man auch Miktion. Dabei spielt die Muskulatur eine besonders wichtige Rolle: In der Blasenwand befindet sich der Musculus detrusor vesicae, ein kräftiges Muskelsystem mit speziellen Muskelfasern, die sich in verschiedene Richtungen erstrecken und so sicherstellen, dass sich die Blase ausdehnen und wieder zusammenziehen kann.

Es gibt zwei Schließmuskeln, die die Ausscheidung des Urins kontrollieren: den inneren und den äußeren Blasenschließmuskel. Der innere Blasenschließmuskel unterscheidet sich dabei im Hinblick auf das Geschlecht: Im männlichen Körper sorgt er zudem dafür, dass bei der Ejakulation keine Spermien zurück in die Blase fließen. Der äußere Blasenschließmuskel kann willentlich gesteuert werden.

FEHLENDE SELBSTLAUTE

Aus den Antworten zu den folgenden Fragen über die Blase wurden sämtliche Selbstlaute entfernt. Bestimmt wissen Sie aber schon genug über die Blase, um die richtigen Lösungen zu ermitteln. Die Leerzeichen wurden wahllos gesetzt, um das Raten zu erschweren.

Bei Antworten, die aus mehr als einem Wort bestehen, ist die Anzahl der Buchstaben jedes Wortes angegeben.

1. Welche Form hat die Blase, wenn sie voll ist?

   VL

2. Womit verbindet das mediane Nabelband die Blase?

   BC HNB L (M BL CS) (9, 5, 6))

3. Die Eingänge wovon finden sich am Trigonum versicae?

   a) RC H TR TR (7, 6)

   b) L NKR RTR (6, 6)

4. Was sind die zwei wichtigsten Aufgaben der Blase?

   a) ZWS CH NSP CHR NG VN RN (19, 3, 4)

   b) SSC HD NGV NR N (12, 3, 4)

5. Welcher spezielle Muskel sorgt dafür, dass sich die Blasenwand bei der Miktion zusammenzieht?

   MS CL SST RSR VSC (8, 8, 7)

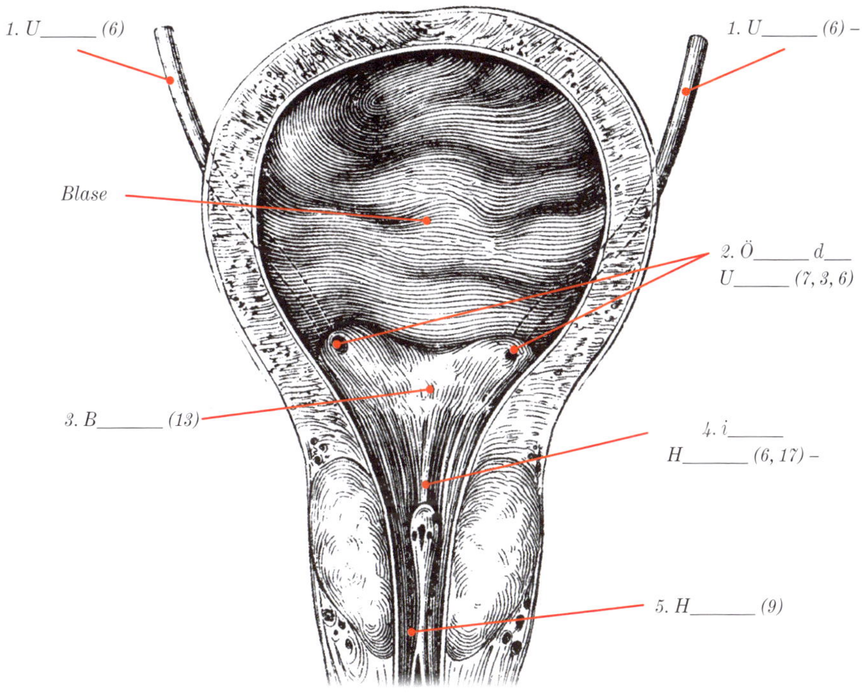

WORTFRAGMENTE

Die Bezeichnungen der einzelnen Teile der Blase in der Illustration wurden in Fragmente aufgeteilt. Die Liste unten führt alle Fragmente in alphabetischer Reihenfolge auf. Fügen Sie die Wörter wieder zusammen und finden Sie alle Bezeichnungen.

Die Anfangsbuchstaben und die Buchstabenzahl der gesuchten Begriffe sind in der Illustration bereits angegeben.

BLA	DER	DREI	DUNG
ECK	ER	ER	ER
ET	ET	ET	HA
HA	IN	MÜN	NE
ÖFF	NUNG	RE	RE
REN	RN	RN	RÖH
RÖH	SEN	UR	UR
UR			

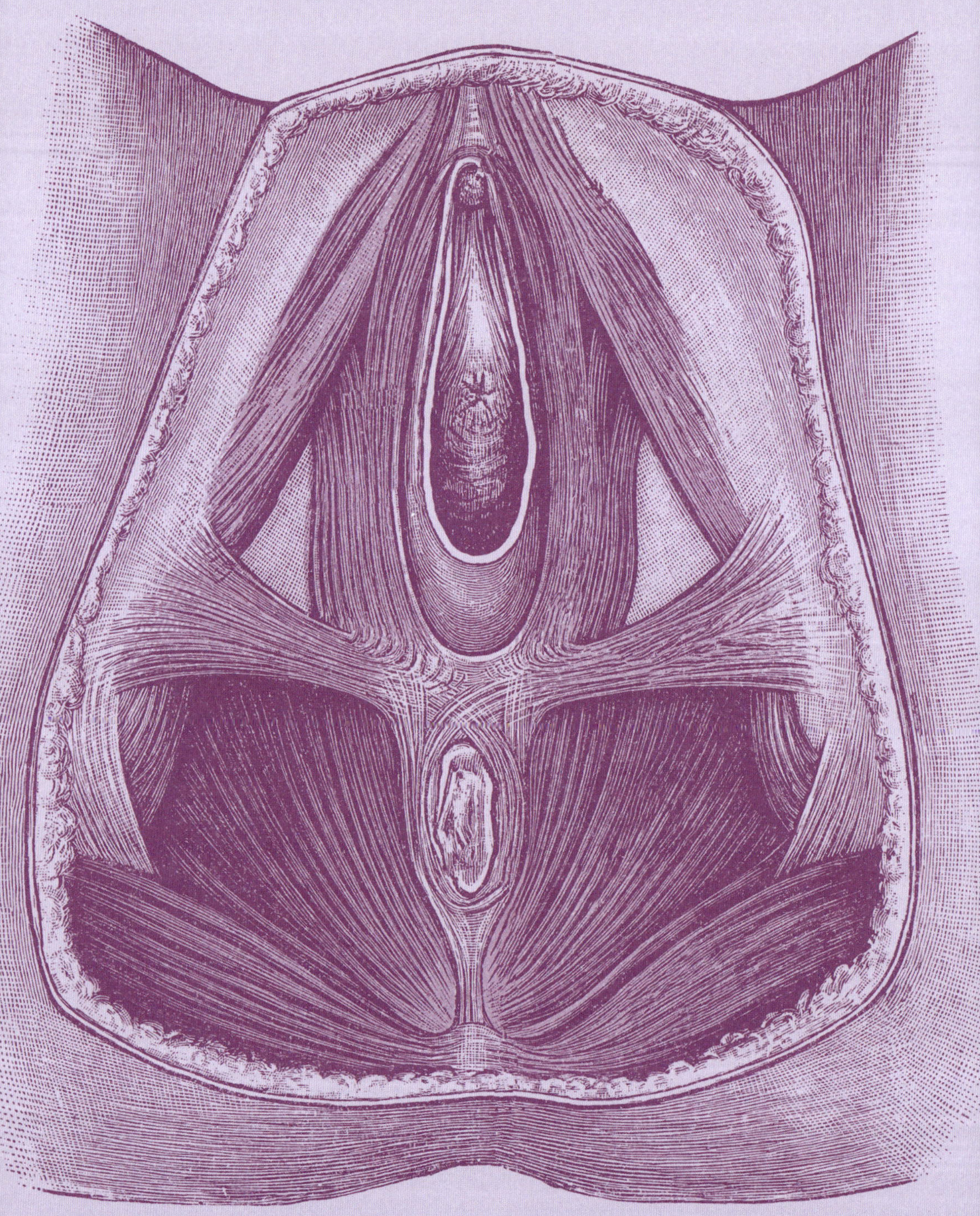

32

BECKENBODEN UND DAMM

Der Beckenboden ist ein Muskelkomplex, der die Beckenorgane – bei Männern Blase und Darm, bei Frauen zusätzlich die Gebärmutter – unterstützt und die gesamte Unterseite des Beckens bedeckt.

Der Beckenboden besteht aus einer inneren Muskelschicht (Diaphragma pelvis) mit Musculus levator ani und Musculus coccygeus sowie dem dazugehörigen Bindegewebe. Er trennt die Beckenhöhle von der Dammregion, wo sich mittig der Damm (Perineum) befindet. Bei Frauen ist das Becken und damit auch der Beckenboden größer.

Die Dammregion bezeichnet die gesamte Fläche zwischen Schambeinfuge und Steißbein unterhalb des Beckenbodens zwischen den Beinen. Die rautenförmige Fläche umfasst den Damm, den After und die Genitalorgane und damit den Bereich des Beckenausgangs. Als Damm wird der Teil zwischen Anus und Hodensack (Skrotum) bzw. Anus und hinterem Schamspaltenwinkel bezeichnet. Besonders wichtig ist hier das Centrum tendineum perinei – eine faserreiche, stabilisierende Bindegewebsplatte in der Mitte des Damms. Hier treffen zwei dreieckige Abschnitte aufeinander: das Urogenitaldreieck und das Analdreieck. Diese Bindegewebsplatte findet sich im weiblichen wie im männlichen Körper, bei Frauen sitzt sie zwischen Vagina und Anus, bei Männern zwischen der Basis des Harnröhrenschwellkörpers und dem Anus.

Vor allem bei Frauen ist der Damm wichtig für die Stabilität des Beckenbodens. Reißt er während der Geburt, wird die Muskulatur verletzt, wodurch es zu einem Prolaps oder Vorfall, also einem Heraustreten, von Organen oder Organteilen, wie etwa der Gebärmutter oder des Mastdarms (Rektum), durch die Öffnung kommen kann.

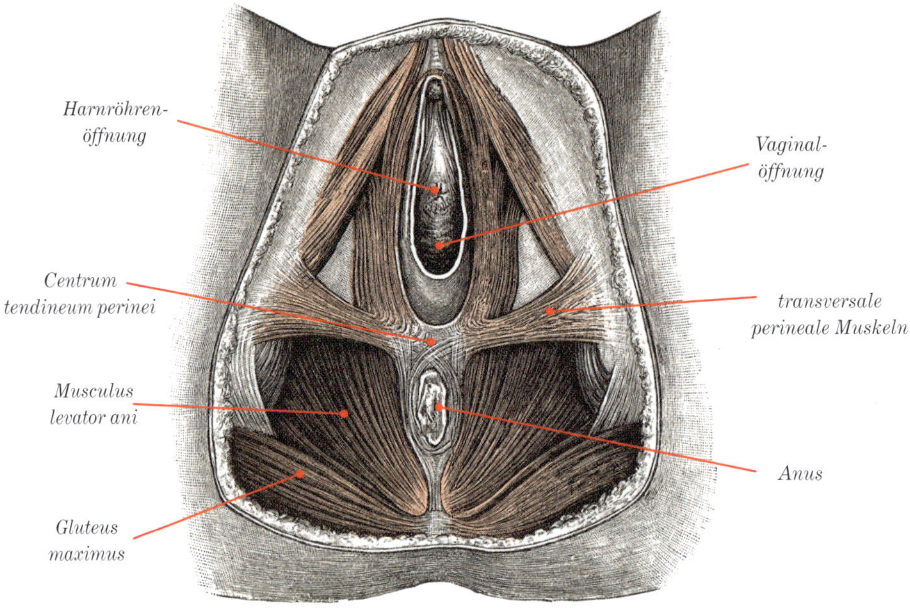

FEHLENDE BUCHSTABEN

Entfernen Sie von jedem Buchstabenpaar einen Buchstaben, um die Lösung zu den folgenden Fragen zu erhalten. Beispiel: SK LN OA TC IH UE RN ergibt „KNÖCHEN" – SK LN OA TC IH UE RN

1. Aus welchen zwei großen Muskeln besteht der Beckenboden?

   a) GL IE NV AU NT LO RE FA NI NI

   b) SC AO PC CR EY GR EL AU RS

2. Was ist besonders wichtig für die Stabilität des Beckenbodens?

   AC EO NI ST MR VU ML ST IE TN MD IO NR QE UB N MH SP UE WR IH NK EG IL

3. Wie nennt man die innere Muskelschicht des Beckens?

   SD IL EA PL RH OR AI GN PM SA PO CE LR AV IR ES

4. Welches Organ durchbricht den Beckenboden am Hiatus ani?

   RS PE KH ET UI BM

VERSCHLÜSSELTE WÖRTER

In die folgenden Reihen von Kästchen gehört jeweils ein Begriff aus der Anatomie des Beckenbodens. Jede Zahl steht für einen Buchstaben, der dann in jedes Kästchen mit dieser Zahl gehört. Zu einer bestimmten Zahl gehört immer derselbe Buchstabe. Finden Sie mithilfe Ihres anatomischen Wissens und etwas Rätselei heraus, welcher Buchstabe in welches Kästchen gehört.

Als Hilfestellung sind drei Buchstaben bereits vorgegeben. Um den Überblick zu behalten, können Sie die zugeordneten Buchstaben in die Zeile ganz unten eintragen.

16	1 N	10	4

14	16	7	15	1 N	16

4	5	6 H	15	1 N	19	17	13	18

16	1 N	16	2 L	9	18	13	15	13	3	19

8	13	3	19	13	1 N	6 H	5	6 H	2 L	13

7	2 L	10	17	13	10	4

11	16	12	15	11	10	4

4	3	6 H	16	11	8	13	15	1 N	20	10	7	13

Verwenden Sie diese Tabelle, um den Überblick zu behalten:

1	2	3	4	5	6	7	8	9	10	11	12	13	14	15	16	17	18	19	20
N	L				H														

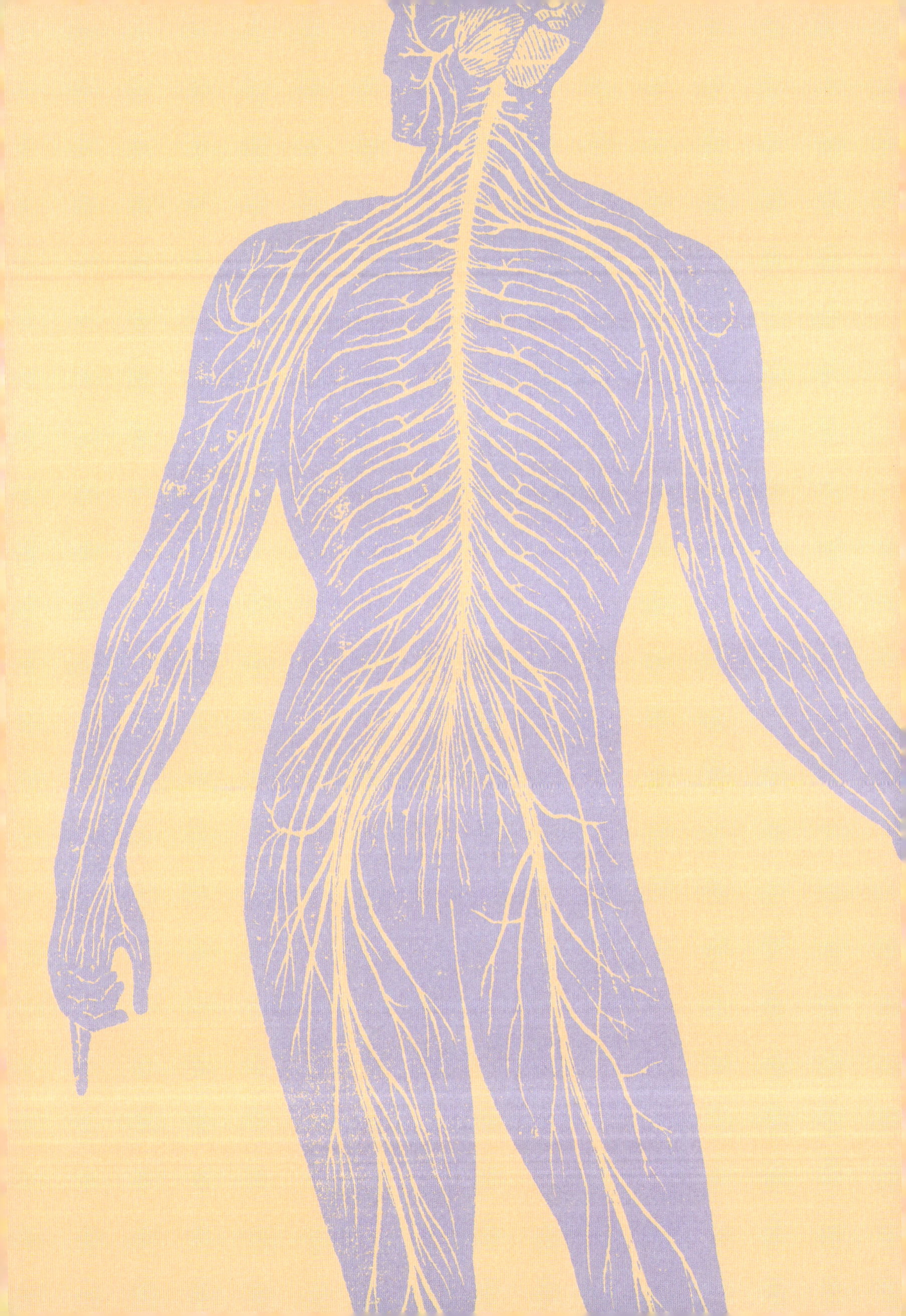

33 NERVENSYSTEM

Das Nervensystem ist ein komplexes Kommunikationsnetzwerk aus Nerven und speziellen Zellen, sogenannten Neuronen, die Signale zwischen den verschiedenen Bereichen des Körpers übertragen.

Das Nervensystem kann grob in zwei Bereiche unterteilt werden: das zentrale Nervensystem (ZNS) und das periphere Nervensystem (PNS). Das zentrale Nervensystem umfasst das Gehirn und das Rückenmark. Sein Name ist darauf zurückzuführen, dass es dafür zuständig ist, alle erhaltenen Informationen zentral zusammenzuführen und die Aktivität aller Körperteile und Organe zu koordinieren.

Alles, was sich weder im Gehirn noch im Rückenmark abspielt, fällt in den Zuständigkeitsbereich des peripheren Nervensystems. Die Nerven des peripheren Nervensystems verbinden die Sinnesorgane (z. B. Augen und Ohren), andere Organe, Muskeln, Blutgefäße und Drüsen mit dem zentralen Nervensystem. Zum peripheren Nervensystem gehören die zwölf Hirnnerven, die Spinalnerven und die Spiralnervenwurzeln sowie das vegetative Nervensystem.

Das vegetative Nervensystem (VNS) ist der Teil des peripheren Nervensystems, der die glatte Muskulatur sowie die Drüsen und damit die Funktion der inneren Organe steuert. Das vegetative Nervensystem ist damit verantwortlich für unbewusst ablaufende Körperfunktionen, wie etwa den Herzschlag, die Verdauung, die Atmung, die Pupillenreaktion, das Ausscheiden von Urin und die sexuelle Erregung, sowie für bestimmte Reflexe wie Husten, Niesen, Schlucken und Erbrechen. Das vegetative Nervensystem ist außerdem zuständig für die Flucht-oder-Kampf-Reaktion. Auch hier werden wiederum zwei Bereiche unterschieden: das sympathische Nervensystem, auch Sympathikus genannt, und das parasympathische Nervensystem, auch Parasympathikus genannt. Gesteuert wird das vegetative Nervensystem über den Hypothalamus.

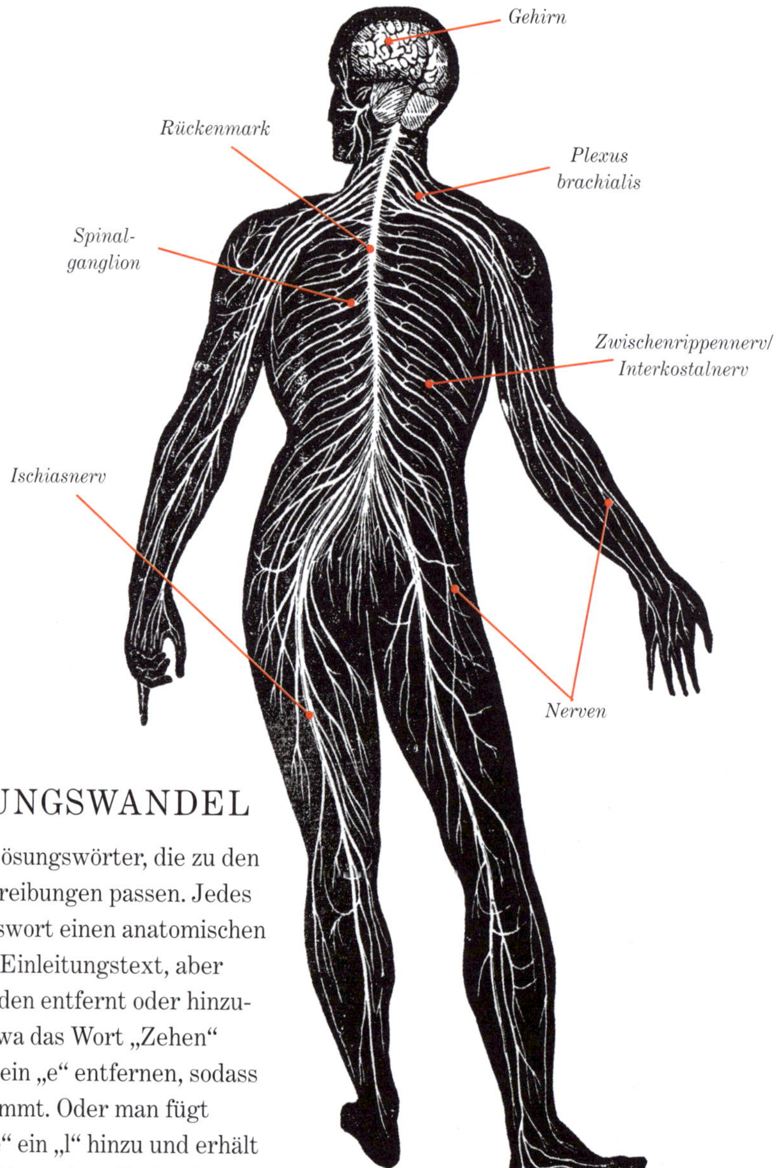

BEDEUTUNGSWANDEL

Finden Sie die Lösungswörter, die zu den folgenden Beschreibungen passen. Jedes hat als Ausgangswort einen anatomischen Begriff aus dem Einleitungstext, aber Buchstaben wurden entfernt oder hinzugefügt. Käme etwa das Wort „Zehen“ vor, könnte man ein „e“ entfernen, sodass „zehn“ herauskommt. Oder man fügt zum Wort „Auge“ ein „l“ hinzu und erhält „Lauge“. Die Zahlen geben die Buchstabenanzahl der gesuchten Wörter an.

1. Saiteninstrument (5)
2. Um einen Brief aufzugeben (5)
3. Gibt es im Schilf (4)

KREUZWORTRÄTSEL

Lösen Sie das Kreuzworträtsel mithilfe der Illustration gegenüber, des Einleitungstextes zum Nervensystem und Ihres Allgemeinwissens über die menschliche Anatomie.

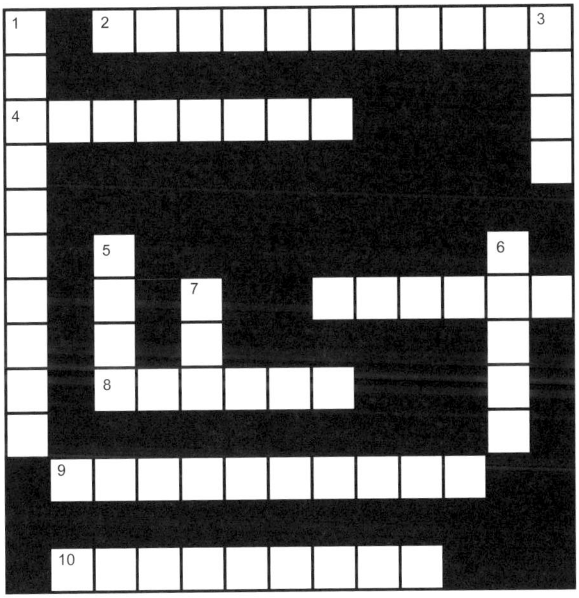

WAAGRECHT

2 Bereich des Nervensystems, der den Herzschlag regelt: ______ Nervensystem (11)

3 Flexible, taschenähnliche Struktur (4)

8 Fasern, die Impulse im Körper übermitteln (6)

7 Nervenbündel in der Wirbelsäule (11)

10 Zerkleinerung und Verwertung von Nahrungsbestandteilen im Körper (9)

SENKRECHT

1 die Sinnesorgane, z. B. Augen oder Ohren, betreffend (10)

4 Zellen, die Nervenimpulse übertragen (8)

5 Organ, das die Aktivität aller Nervensysteme koordiniert (6)

6 Kleinste Einheit eines Organismus (5)

7 Organ, in dem sich der kleinste Knochen des menschlichen Körpers befindet (3)

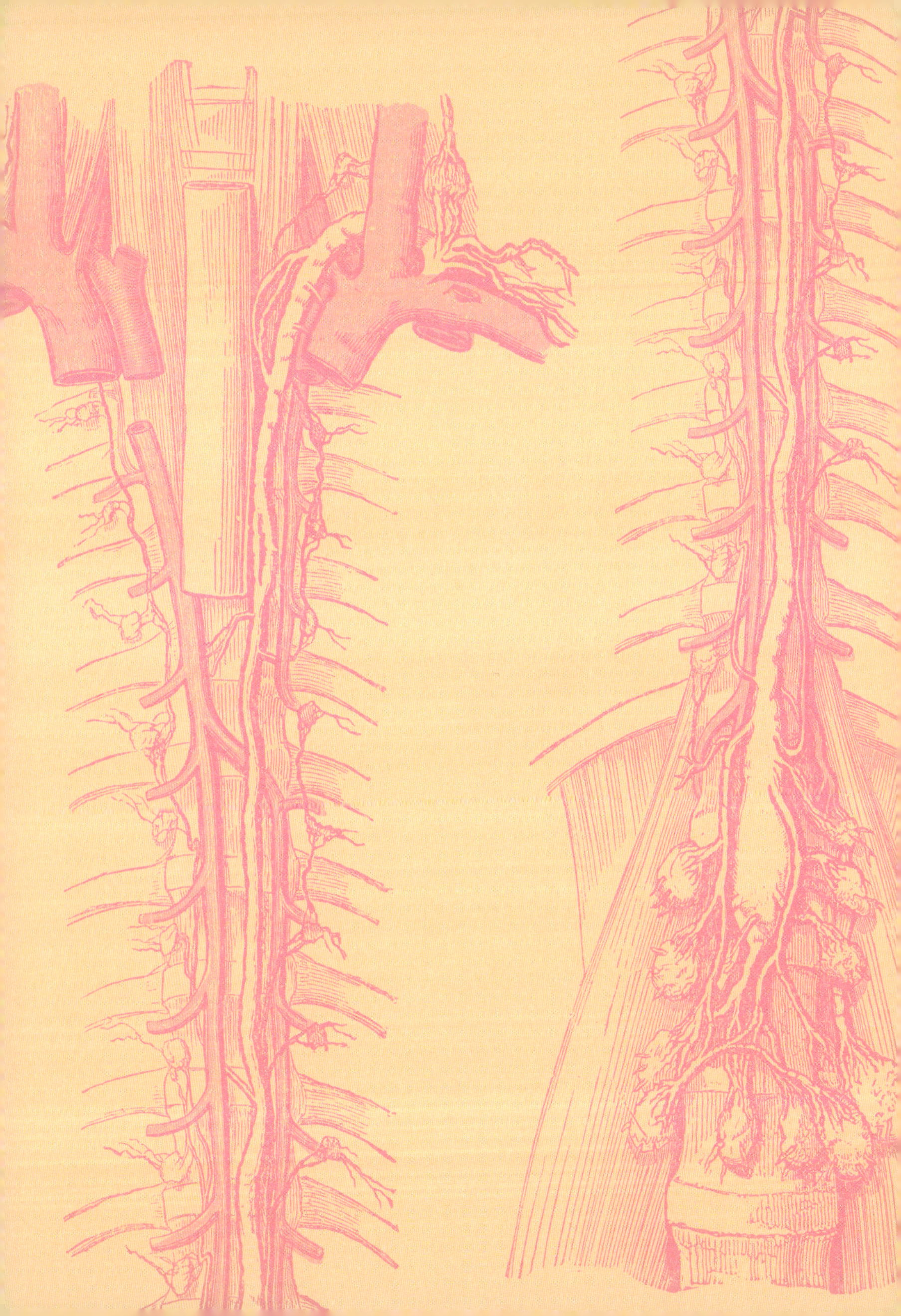

34
LYMPHSYSTEM

Das Lymphsystem ist ein Netzwerk aus Organen und Gefäßen, das den Körper dabei unterstützt, Gift-, Abfall- und andere nicht benötigte Stoffe auszuscheiden. Zudem ist es ein wichtiger Teil des Immunsystems, da es auch für die Bekämpfung von Krankheitserregern und die Zerstörung alter bzw. anormaler Zellen, wie etwa Krebszellen, verantwortlich ist.

Die Hauptaufgabe des Lymphsystems ist der Transport der Lymphe, der Lymphflüssigkeit. „Lymphe" kommt vom Lateinischen „lympha", was übersetzt „Wasser" heißt. Die Lymphe ist aber viel mehr: Darin finden sich nämlich weiße Blutkörperchen, die sogenannten Lymphozyten, die Krankheitserreger bekämpfen.

Das Lymphsystem besteht hauptsächlich aus Lymphgefäßen, die größer als Kapillaren (die kleinsten Blutgefäße), aber kleiner als die kleinsten Venen sind. Die Lymphgefäße sind mit den Lymphknoten (oft auch fälschlich Lymphdrüsen) verbunden, wo die Lymphe gefiltert wird. Ausgehend von den Lymphknoten gelangt die Lymphe in größere Gefäße, die sich wiederum vereinigen und schließlich in das größte Lymphgefäß, den Ductus thoracicus in der Brusthöhle, münden. Von dort gelangt die Lymphe wieder in den Blutkreislauf.

Lymphadenopathie bezeichnet das Anschwellen der Lymphknoten – meist ist das der Fall, wenn der Körper mit Infektionen zu kämpfen hat, aber auch Krebserkrankungen können dazu führen.

Zum Lymphsystem gehören außerdem die Gaumenmandeln, die Rachenmandeln, die Milz und die Thymusdrüse. Die Thymusdrüse ist eine kleine Drüse hinter dem Brustbein (Sternum), in der weiße Blutkörperchen gebildet werden, die Infektionen bekämpfen – am aktivsten ist sie während der Pubertät, im Erwachsenenalter bildet sie sich zurück. Die Gaumen- und Rachenmandeln schützen den Eingang des Verdauungssystems und die Lungen vor Bakterien und Viren.

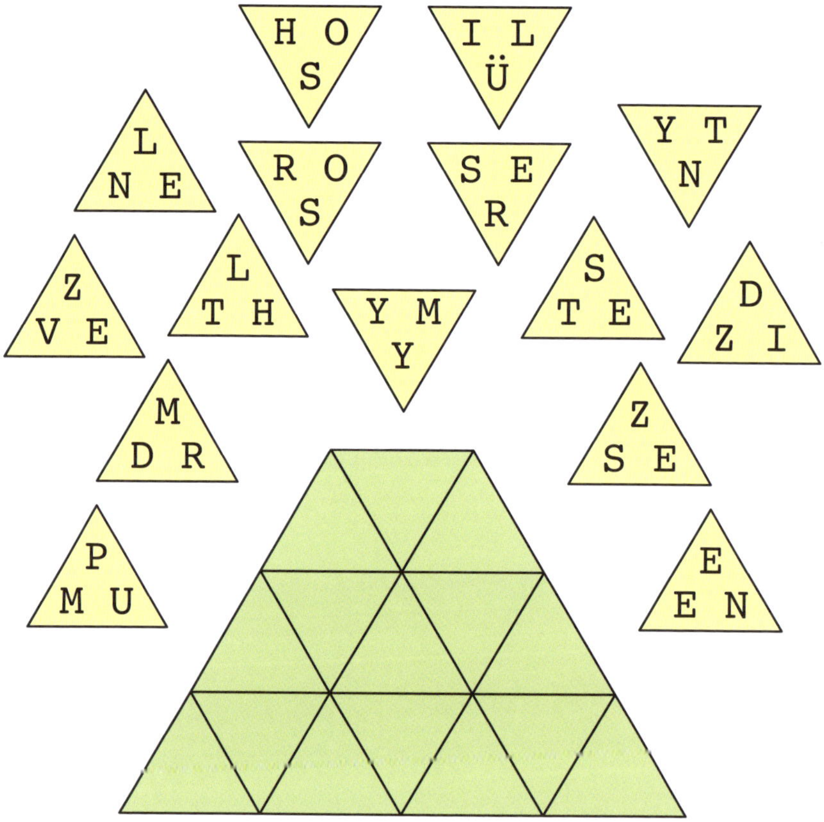

BUCHSTABENDREIECKE

Ordnen Sie die dreieckigen Teile im großen Trapez so an, dass sie sechs anatomische Begriffe zum Thema Lymphsystem ergeben. Jedes Wort bildet eine der sechs Reihen, in der letzten finden sich zwei Wörter. Dabei wird jedes Dreieck nur einmal verwendet und darf nicht gedreht oder gespiegelt werden.

Die gesuchten Begriffe finden sich auch im Einleitungstext dieses Kapitels oder in der Illustration gegenüber.

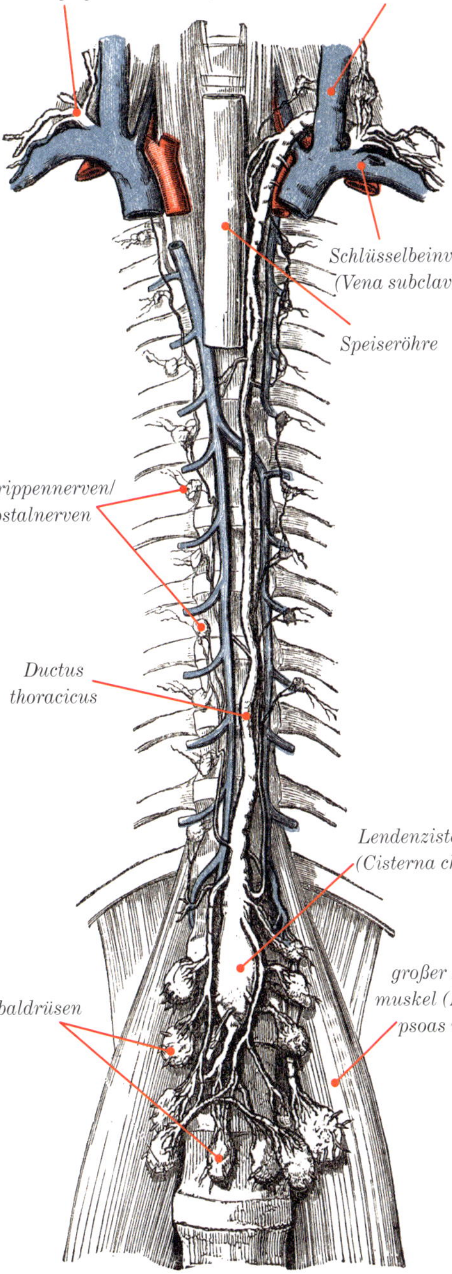

BUCHSTABEN EINSETZEN

Können Sie die folgenden Fragen zum Lymphsystem beantworten? Die Lösung steht bereits da, aber jeder zweite Buchstabe fehlt. Ergänzen Sie die fehlenden Buchstaben – und schon ist das Rätsel gelöst!

1. Hinter welchem Knochen liegt die Thymusdrüse?

   S_E_N_M

2. Welche lymphatischen Organe schützen das Verdauungssystem?

   a) _A_M_N_ A_D_L_

   b) _A_H_N_ A_D_L_

3. Wie nennt man Lymphdrüsen richtig?

   _Y_P_ K_O_ E_

4. Welche zwei weiteren Organe gehören zum Lymphsystem?

   a) _I_Z

   b) _H_M_S_R_S_

5. Über welches große Gefäß gelangt die Lymphe wieder in den Blutkreislauf?

   D_T_S T_O_A_I_ U_

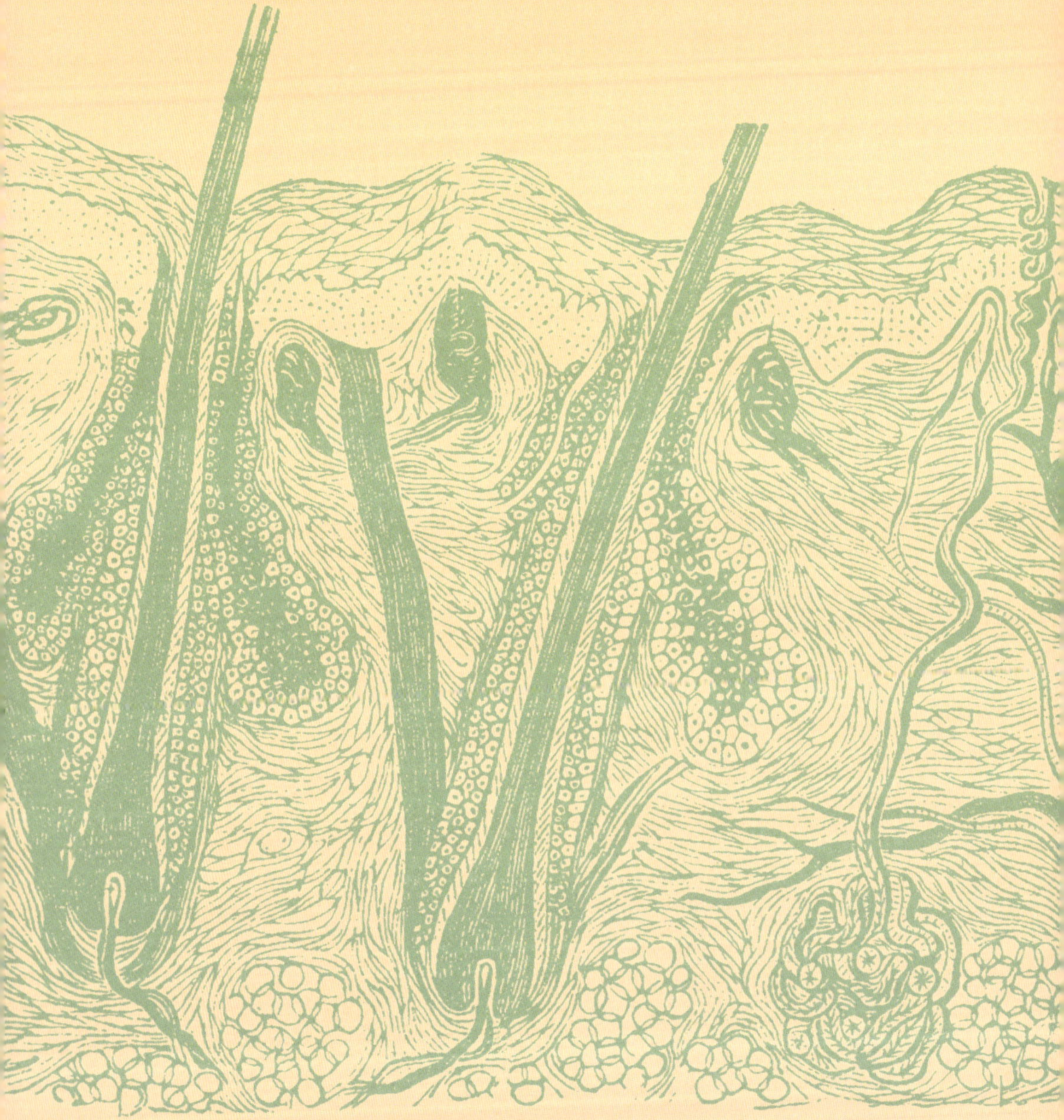

35
HAUT
(INTEGUMENTSYSTEM)

Die Haut ist das größte Organ des Körpers und bedeckt seine gesamte Oberfläche. Mit den mit ihr verbundenen Strukturen, den Haaren und den Nägeln, bildet sie das Integumentsystem, die äußere Körperhülle. Ihre Aufgabe ist es, den Körper vor Hitze, Licht, Verletzungen und Infektionen zu schützen, die Körpertemperatur zu regulieren, sensorische Informationen aufzunehmen, Wasser, Fette und Vitamin D zu speichern und das Immunsystem zu unterstützen.

Es gibt zwei Typen von Haut: die dünne, behaarte Felderhaut und die dicke, unbehaarte Leistenhaut. Die Felderhaut bedeckt den größten Teil des Körpers. Die Leistenhaut findet man an jenen Stellen und Körperteilen, die die meiste Reibung erfahren, wie etwa an den Handflächen und den Fußsohlen.

Die Haut besteht aus Zellen und Gewebe, das durch das Bindegewebe mit den darunterliegenden Strukturen verbunden ist. Es gibt drei wesentliche Hautschichten, die sich im Hinblick auf Funktion und Dicke unterscheiden. Die Oberhaut (Epidermis) ist die äußerste Schutzschicht. Hier finden sich die Melanin-produzierenden Melanozyten, die für die Pigmentierung der Haut verantwortlich sind. Darunter liegt die Lederhaut (Dermis) mit Nervenenden, Schweißdrüsen, Öldrüsen und Haarfollikeln. Darunter befindet sich wiederum die Unterhaut (Subkutis), die vor allem aus subkutanem Fett besteht, das die Organe isoliert und schützt.

In der Oberhaut gibt es keine Blutgefäße, sie ist avaskulär, die Lederhaut enthält Gefäße und ist damit vaskulär. Die Zellen der Oberhaut werden mittels Diffusion über die Kapillaren in der oberen Schicht der Lederhaut versorgt. Außerdem werden so auch Abfallstoffe aus den Zellen der Ober- und der Lederhaut abtransportiert.

BUCHSTABENSALAT

Die Buchstaben einiger der Bezeichnungen, die Sie in der Illustration gegenüber sehen können, wurden wild durcheinandergewürfelt. Können Sie diesen Buchstabensalat in die richtige Reihenfolge bringen und die richtigen Wörter ermitteln? Die Leerzeichen kommen nicht unbedingt so in der Illustration vor.

1. Vren
2. Dimers
3. Webe get fet
4. Eiß schew drü
5. Taste chen eiss mör perner
6. Lg üse drta
7. I simpered
8. Auf kelsum raah eichtr

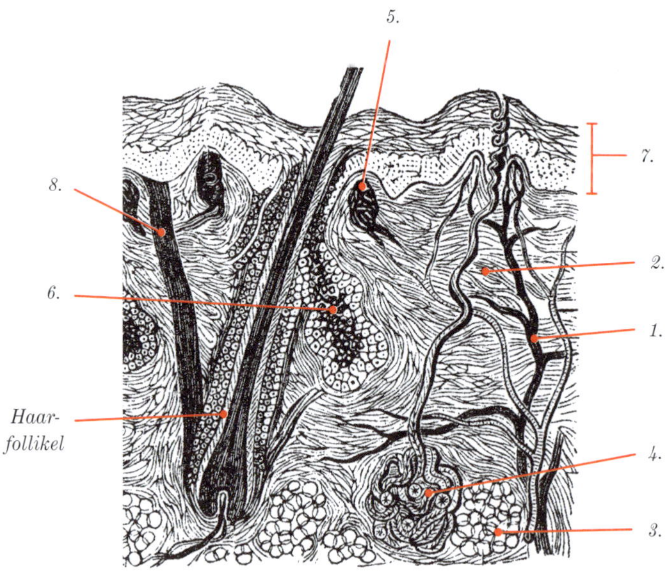

WORTSUCHE

→	E	P	I	D	E	N
S	I	M	R	E	T	H
H	S	L	E	I	S	A
Y	I	O	Z	I	T	U
P	M	N	Y	O	A	T
O	R	A	T	N	L	I
D	E	L	E	M	O	S

Die Antworten auf die folgenden Fragen zum Thema Haut finden sich im Kasten oben. Ziehen Sie durch das Raster eine zusammenhängende Linie, die durch jedes Kästchen nur einmal verläuft, sodass sich eine Reihe von Wörtern ergibt. Die Wörter dürfen sich nicht überlappen und jeder Buchstabe kommt nur in einem Wort vor. Die Linie kann senkrecht oder waagerecht in jede beliebige Richtung verlaufen, aber nicht diagonal. Beginnen Sie beim Pfeil und versuchen Sie, den richtigen Weg zu finden.

1. Wie heißt die oberste Schicht der Haut?

   E___________(9)

2. Wie nennt man die Unterhaut (Subkutis) noch?

   _______________(10)

3. Welcher ist der dickere Hauttyp?

   ___________(11)

4. Was ist eine Funktion des subkutanen Fetts?

   _______________(9)

5. Welche Zellen sind für die Pigmentierung der Haut zuständig?

   _________________(11)

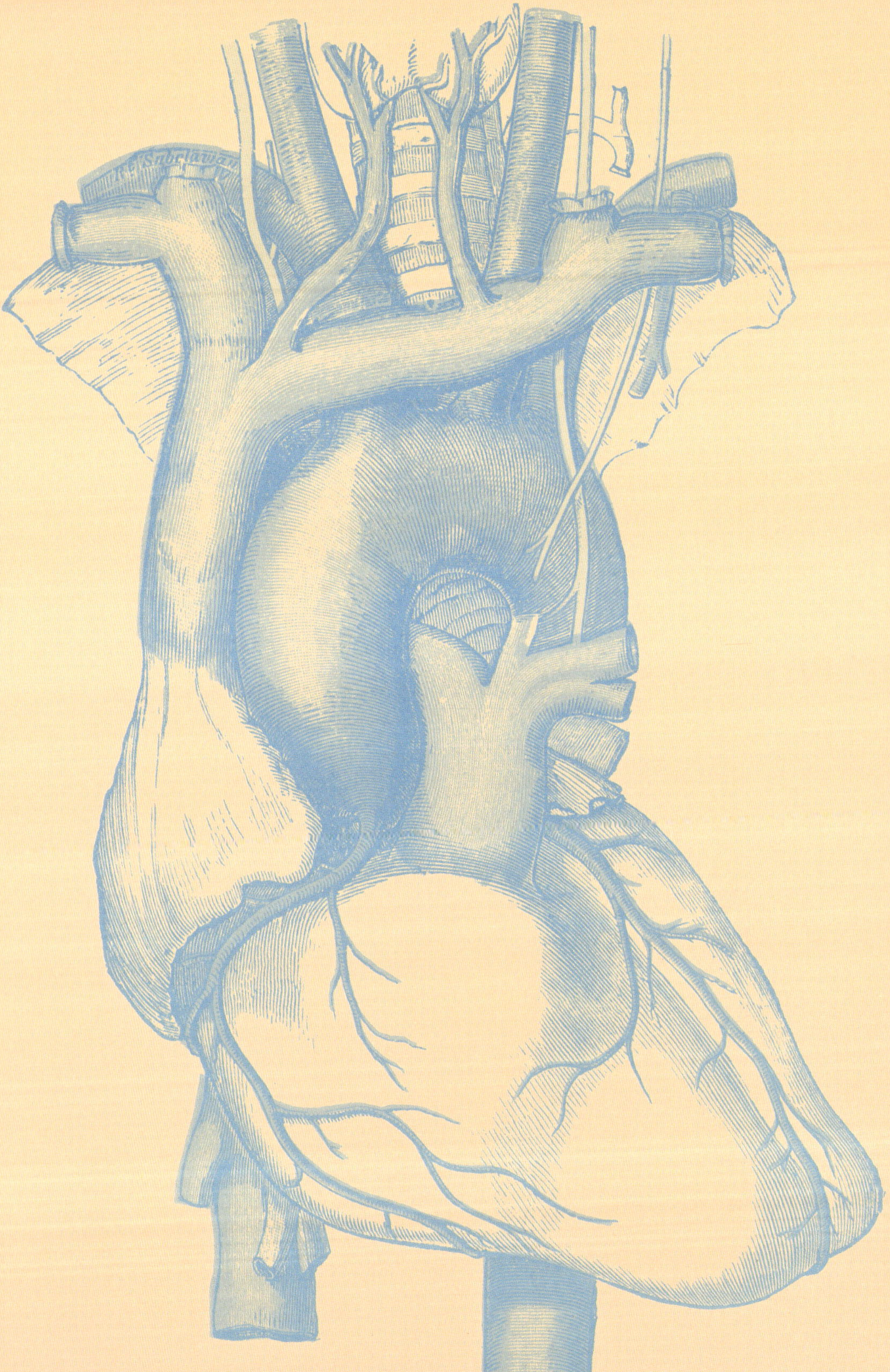

36 BLUTKREISLAUF

Der Blutkreislauf ist ein Netzwerk aus Blut, Blutgefäßen und Herz. Über das Blut versorgt es den Körper mit Sauerstoff und anderen Nährstoffen, transportiert Hormone und entsorgt Abfallstoffe.

Der Blutkreislauf wird unterteilt in den Lungenkreislauf, den Koronarkreislauf (Herzkreislauf) und den Körperkreislauf einschließlich des Portalkreislaufs (Pfortaderkreislauf). Der Lungenkreislauf bringt das Blut vom Herz zur Lunge und wieder zurück. Der Körperkreislauf leitet das Blut durch den Rest des Körpers. Die Hauptaufgabe der Blutgefäße ist es, Blut durch den Körper zu transportieren, außerdem spielen sie auch eine wichtige Rolle bei der Kontrolle des Blutdrucks.

Es gibt fünf Blutgefäßarten: Arterien, Arteriolen, Kapillaren, Venolen und Venen. Arterien leiten das Blut vom Herz zu den anderen Organen. Sie sind unterschiedlich groß, wobei die größten Arterien besondere elastische Fasern in den Gefäßwänden haben. Die größte Arterie im Körper ist die Aorta oder Hauptschlagader, die das Blut vom Herz in den großen Körperkreislauf leitet. Die Arteriolen sind die kleinsten Arterien, sie transportieren das Blut in die Kapillaren.

Die Kapillaren sind die kleinsten Gefäße, die als Verbindung von Arteriolen und Venolen dienen und dabei als Austauschgefäße tätig sind. Sie haben sehr dünne Gefäßwände, durch die Nährstoffe aus dem Blut ins Körpergewebe gelangen. Umgekehrt werden so auch Abfallstoffe in die Kapillaren geleitet. Im Gewebe vereinigen sich die Kapillaren und bilden kleine Venen, sogenannte Venolen.

Die Venolen nehmen das Blut aus den Kapillaren auf und drainieren es in die Venen. Diese sorgen dafür, dass das Blut wieder zurück zum Herz transportiert wird. Viele Venen enthalten Venenklappen, die sicherstellen, dass das Blut nicht wieder zurückfließt. Die größte Vene im menschlichen Körper ist die untere Hohlvene (Vena cava inferior), die sauerstoffarmes Blut aus dem Körper zum Herz leitet.

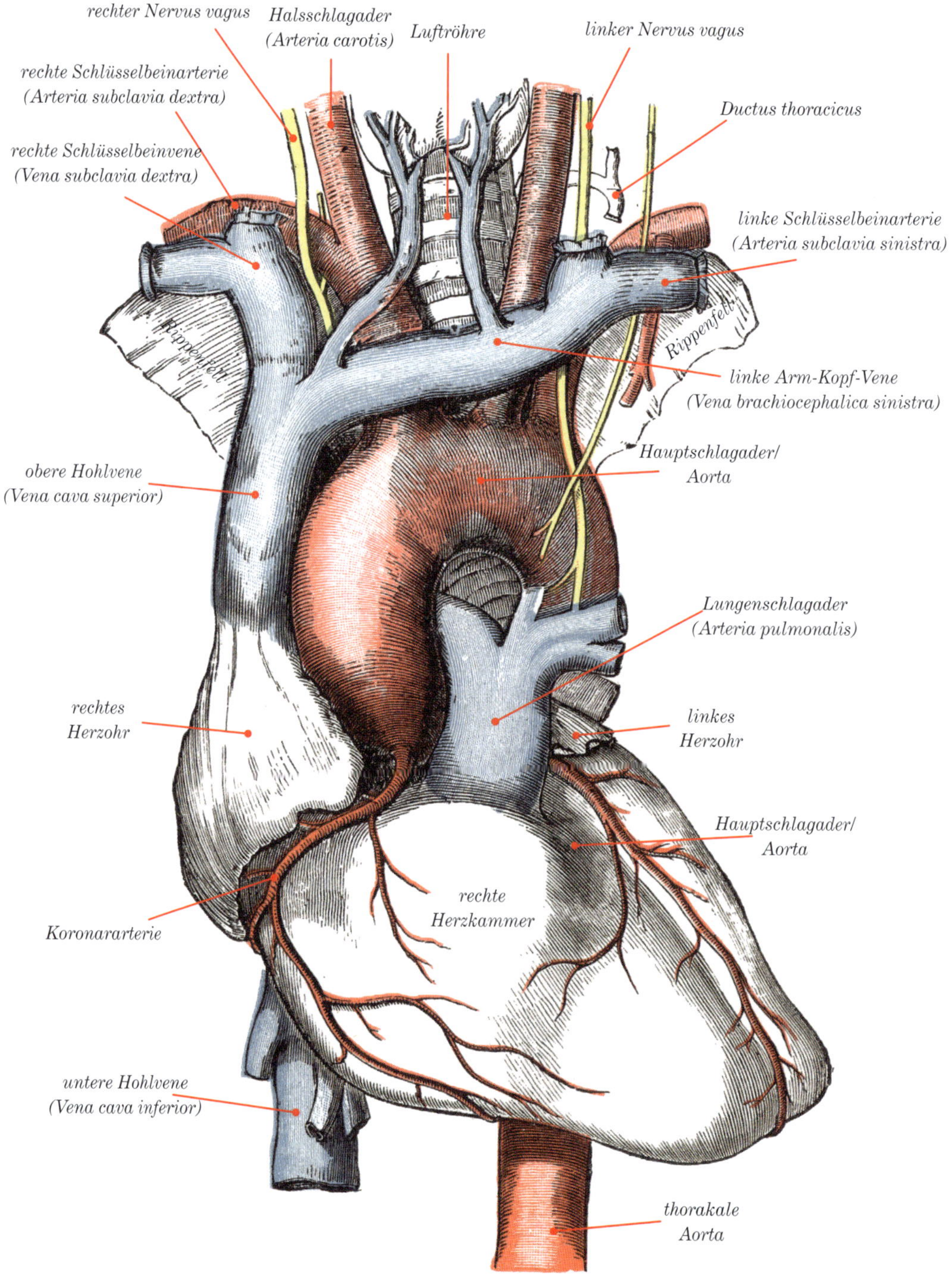
rechter Nervus vagus
Halsschlagader (Arteria carotis)
Luftröhre
linker Nervus vagus
rechte Schlüsselbeinarterie (Arteria subclavia dextra)
Ductus thoracicus
rechte Schlüsselbeinvene (Vena subclavia dextra)
linke Schlüsselbeinarterie (Arteria subclavia sinistra)
Rippenfell
Rippenfell
linke Arm-Kopf-Vene (Vena brachiocephalica sinistra)
Hauptschlagader/ Aorta
obere Hohlvene (Vena cava superior)
Lungenschlagader (Arteria pulmonalis)
rechtes Herzohr
linkes Herzohr
Hauptschlagader/ Aorta
rechte Herzkammer
Koronararterie
untere Hohlvene (Vena cava inferior)
thorakale Aorta

GEHEIMER CODE

Die Antworten zu den folgenden Fragen sind alle nach einem bestimmten System verschlüsselt. Die Ziffern geben dabei einen Hinweis auf Buchstaben im Alphabet. Knacken Sie den Code, um die Lösungen zu ermitteln. Die Leerzeichen zwischen den Wörtern sind als kleine Hilfestellung bereits vorgegeben.

1. Was ist die Aorta?

   231822 2091288722 26972291822

2. Wie viele verschiedene Arten von Blutgefäßen gibt es?

   2161321

3. Wie heißen die vier verschiedenen Blutkreisläufe?

   a) 15613202213169221881526621
   b) 16129112213169221881526621
   c) 161291213269169221881526621
   d) 1112972615169221881526621

4. Was verbindet Arteriolen und Venolen?

   1626111815152692213

5. Wie heißt die größte Vene im Körper?

   18132122918129 5221326 2426526

BEDEUTUNGSWANDEL

Finden Sie die gesuchten Wörter. Alle sind in der Illustration zu finden. Die Lösung kann auch nur ein Teil eines zusammengesetzten Hauptworts sein. Würde zum Beispiel das Wort „Schlagader“ vorkommen, könnte „Ader“ eines der gesuchten Wörter sein. Die Zahl hinter jedem Hinweis gibt die Anzahl der Buchstaben des Lösungsworts an.

1. Unterirdische Kammer (4)
2. Leitung (6)
3. Gaszylinder (4)
4. Knochenhaut (10)

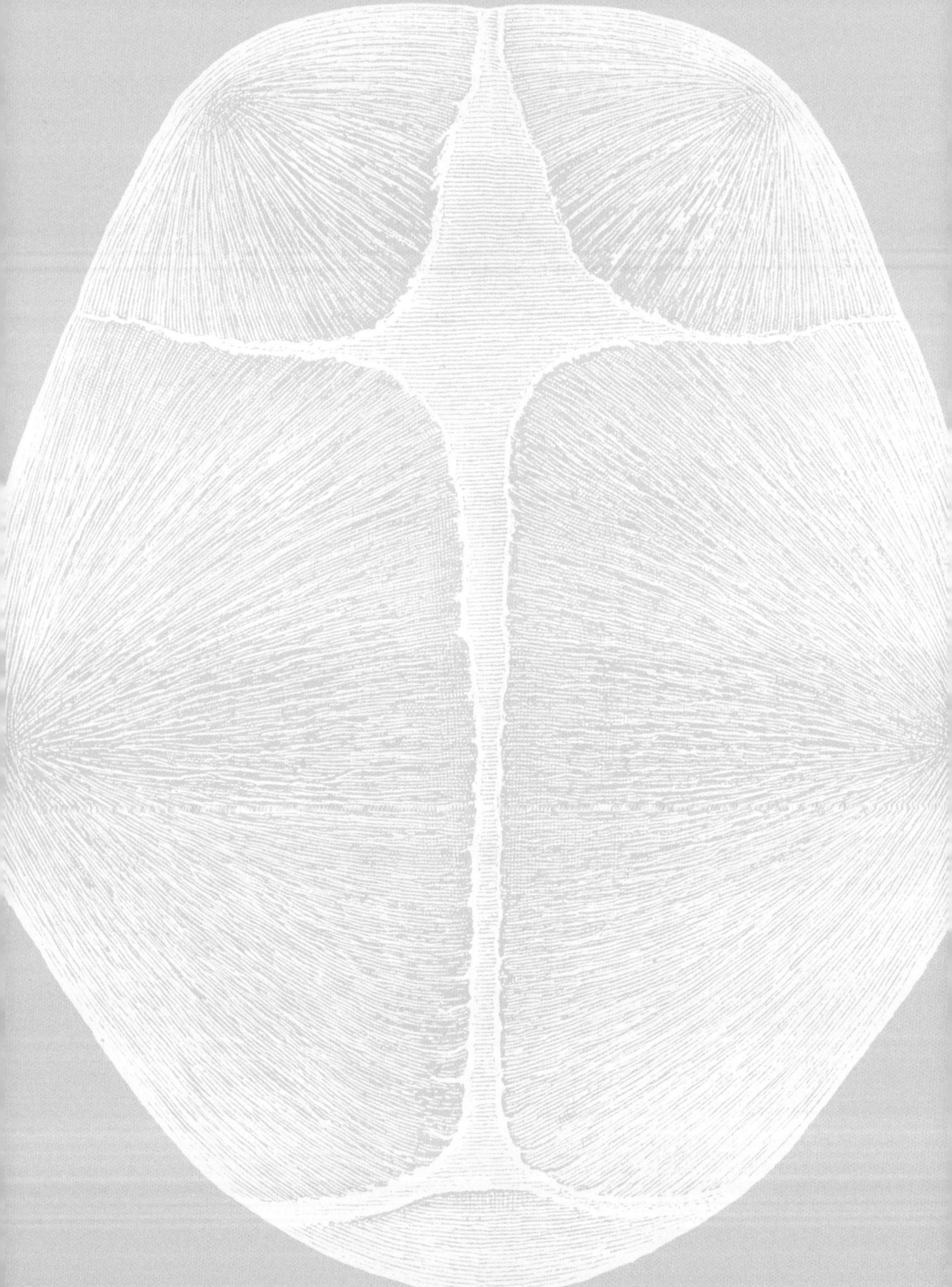

Lösungen

01

RIPPEN UND RIPPENKORB

RIPPEN ZUORDNEN

2 – echt

3 – echt

5 – echt

9 – falsch

10 – falsch

12 – falsch; diese Rippe ist auch eine freie Rippe

BUCHSTABEN SUCHEN

1. STERNUM
2. VIERUNDZWANZIG
3. ATMUNG
4. a) HANDGRIFF b) KÖRPER c) SCHWERTFORTSATZ
5. BRUSTWIRBEL

UM DIE ECKE DENKEN

1. Brustwirbel.

Anderes Wort für Busen: „Brust“, kommt vor ein anderes Wort für Aufsehen: „Wirbel“.

2. Rippenkorb.

„Robin“ (Hood) und „Krepp“ – die Buchstaben beider sind „durcheinandergewürfelt“ und bilden ein Anagramm für „Rippenkorb“.

3. Sternum.

Himmelskörper: „Stern“, Vorwort der Umkreisung: „um“.

02

HAND UND HANDGELENK

BUCHSTABENKREIS

Kahnbein.

Die zwei anderen gesuchten Wörter sind Knie und Kinn.

ZIFFERN ENTZIFFERN

Der hier verwendete Code basiert auf einer Handy-Tastatur, bei der eine Zifferntaste einmal oder mehrmals gedrückt wird, um einen Buchstaben darzustellen.
Zum Beispiel: 2 = A, 22 = B, 222 = C, 3 = D usw. Eine „0“ ist ein Leerzeichen.

1. Fingerknochen
2. Erbsenbein
3. a) Handwurzelknochen (von denen es acht gibt) b) Elle c) Speiche
4. Kleiner Finger

UM DIE ECKE DENKEN

1. Daumen.

kostenlose Mitfahrgelegenheit = Daumen (den man beim Autostoppen hochhält); Finger = Daumen

2. Phalanx media.

Schlachtreihe = Phalanx, englische Kommunikationsmittel = media.

3. Kopfbein.

untere Extremität = Bein; Haupt = Kopf

03

FUSS

NAMENSGEBEND

1 – a 2 – c 3 – d 4 – b

CHIRURGISCHE SCHNITTE

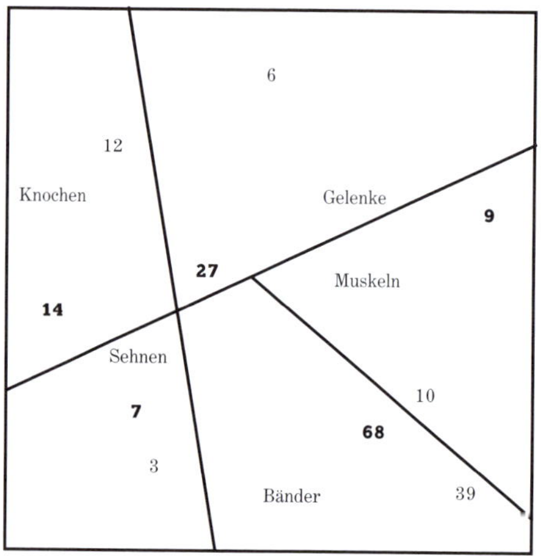

Knochen = 26
Gelenke = 33
Sehnen = 10
Muskeln = 19
Bänder = 107

UM DIE ECKE DENKEN

1. Rückfuß.

„hinterer Torso“ = Rücken, „englisches Längenmaß“ = Fuß,

2. Zehen.

„klingt ähnlich wie die erste zweistellige Zahl“ = zehn

3. Band.

„Musikgruppe“ = eine Band, aber auf deutsch ausgesprochen, so wie der Streifen bzw. das Band

04

SCHÄDEL

SCHÄDEL-SUDOKU

Knochen im Schädeldach 4

Knochen in der Schädelbasis 6

Nasenmuschelbeine 2

Jochbeine 2

Tränenbeine 2

Unterkieferknochen 1

Pflugscharbeine 1

4	5	6	2	3	1
2	3	1	4	6	5
3	4	5	6	1	2
1	6	2	5	4	3
6	2	3	1	5	4
5	1	4	3	2	6

BUCHSTABEN EINSETZEN

1. NASEN 2. UNTERKIEFER

3. JOCHBEIN 4. VISCEROCRANIUM

5. SUTUREN 6. FORAMEN

05

SKELETT

FEHLENDE BUCHSTABEN

1. AXIALE
2. DREIUNDDREISSIG
3. SEITLICH
4. a. HALS b. BRUST
   c. LENDE d. KREUZ
   e. STEISS
5. BANDSCHEIBE

VERSCHLÜSSELTE WÖRTER

STEISSBEIN, LORDOSE,
KYPHOSE, SKOLIOSE,
SCHULTERGÜRTEL, WIRBELSÄULE,
LENDENWIRBEL, ACHSENSKELETT.

1	2	3	4	5	6	7	8	9	10	11	12	13	14	15	16	17	18	19	20	21
C	N	S	O	I	D	A	H	W	R	K	Y	E	U	T	L	V	P	G	Ä	B

BONUSFRAGE

Der Schultergürtel hat nichts mit der Wirbelsäule zu tun.

06

WIRBEL

BUCHSTABENKREIS

Wirbelloch.

Andere Wörter: Ohr, Leib.

UM DIE ECKE DENKEN

1. Foramen.

„Englisches Für“ = „for“; kommt vor: „Ende im Gebet“ = „Amen“. Ergibt also: Foramen.

2. Lamina.

„Animal“ anders gelesen, in diesem Fall rückwärts: „Lamina“; die Platte eines Bogens = die Bogenplatte der Wirbel.

3. Pedikel.

Erste Hälfte der Fußpflege = die ersten vier Buchstaben von „Pediküre“ = „pedi“; Erste Hälfte des untersten Geschosses = die ersten drei Buchstaben von „Keller“ = „kel“.

Ergibt: Pedikel.

07

SCHULTER

S	C	H	U	L	T	E	R	L
T	M	U	E	T	N	E	M	I
R	A	P	D	U	M	S	A	G
R	E	E	I	O	N	C	A	P
U	M	Z	O	I	O	C	A	U
S	U	I	O	D	E	U	L	L
G	H	D	K	K	A	M	U	A
E			A	R	O	M	C	C
L			R	O	K	I	I	L
E	N	K			N	O	V	A

BEDEUTUNGSWANDEL

1. Delta
2. Sehnen
3. Pfanne
4. Extremität

WORTSUCHE:

1. Schulter (vorgegeben)
2. Ligamentum
3. Scapula
4. Clavicula
5. conoideum
6. trapezoideum
7. Akromion
8. Korakoid
9. Humerus
10. Gelenk

08

BECKEN

WORTFRAGMENTE

1. BECKENEINGANG
2. a) DARM- b) SCHAM- c) SITZ-
3. SCHMALER, HÖHER, HERZFÖRMIG

BEDEUTUNGSWANDEL

1. Darm

2. Beckenrand

3. Sitz

4. Scham

UM DIE ECKE DENKEN

1. Blase.

ein veralteter Begriff für Cousine = „Base"; aber noch den zwölften Buchstaben im Alphabet an die zweite Stelle setzen = „Blase".

2. Femur.

„madagassischer Halbaffe = „Lemur"; der Anfangsbuchstabe wird durch einen Buchstaben aus der Mitte des Wortes „Affe" ausgetauscht = „Femur".

09

OBERE EXTREMITÄT

CHIFFREN-PAARE

1. a) 3 b) TRICEPS BRACHII

2. a) 4 b) FLEXION

3. a) 2 b) PLEXUS BRACHIALIS

BUCHSTABEN EINSETZEN

1. HUMERUS

2. a) SPEICHE b) ELLE

3. SCHARNIER

4. a) GÜRTEL b) ARM c) UNTERARM d) HAND

10

UNTERE EXTREMITÄT

GRUPPEN BILDEN

OBERSCHENKELKNOCHEN

Femur

KNOCHEN IM KNIE

Patella

UNTERSCHENKELKNOCHEN

Tibia

Fibula

OBERSCHENKELMUSKELN

Quadrizeps

ischiocrurale Muskulatur

Adduktoren

WADENMUSKELN

M. gastrocnemius

M. soleus

ANATOMISCHES

1. 13 – M. quadratus lumborum, M. psoas minor, M. psoas major, M. iliacus, M. tensor fasciae latae, M. sartorius, M. pectineus, M. adductor longus, M. gracilis, M. adductor magnus, M. rectus femoris, M. vastus lateralis und M. vastus medialis.
2. M. psoas minor – „minor“ = lateinisch für Kleineres, Untergeordnetes; wird auch in den Sternbildern Ursa Minor (Kleiner Bär) oder Canis Minor (Kleiner Hund) verwendet.
3. Beckenrand – ein „Becken“ ist aber auch ein Gefäß.
4. M. sartorius – „sartor“ ist das lateinische Wort für „Schneider“.
5. M. pectineus – erinnert an „Pektin“, was in Früchten vorkommt und als Geliermittel für Marmelade verwendet wird.

11

GESICHTSMUSKELN

MATHEMATIKRÄTSEL

Die Gleichungen 1, 2 und 5 sind richtig; die Gleichungen 3 und 4 sind falsch:

1. $3 + 2 = 5$
2. $10 \div 2 = 5$
3. $(10 - 5) + 1 \neq 3$
4. $(3 + 1) \times 10 + 2 \neq 43$
5. $(43 + 5 + 2) \div 10 = 5$

KATEGORIE	ANZAHL
Nasenmuskeln	5
Gesichtsmuskeln	43
Muskeln um den Mund	10
Teile des M. occipitofrontalis	2
Arten von Körperöffnungen	3
Muskelgruppen im Körper, die in die Haut reichen	1

UM DIE ECKE DENKEN

1. Mund:

Eine Hälfte einer Schokolinsen-Marke = ein „M" von „M&Ms", sowie ihre Konjunktion = „und".
Ergibt: „Mund".

2. Masseter:

Große Menge = „Masse", Straßenbelag = Teer – aber mit einem Abzug, in diesem Fall ein „e". Zusammengesetzt ergibt das „Masseter".

3. M. trapezius:

Der Hinweis auf den Zirkusartisten bezieht sich auf einen Trapezkünstler.

12

GEHIRN

BUCHSTABENSALAT

1. Frontallappen
2. lateralis
3. Kleinhirn
4. Scheitellappen
5. Rolandische Furche
6. inferior
7. temporalis

EIN AUGE FÜRS DETAIL

1. 1 – Sulcus temporalis superior
2. 11 – präzentraler Sulcus, zentraler Sulcus, intraparietaler Sulcus, postzentraler Sulcus, cingulärer Sulcus, parieto-okzipitaler Sulcus, aszendierender Sulcus lateralis, Sulcus lateralis, horizontaler Sulcus lateralis, Sulcus temporalis superior, Sulcus temporalis inferior

UM DIE ECKE DENKEN

1. Gehirn.

Organ, „in Hering vermischt“: „Hering“ ist ein Anagramm für „Gehirn“.

2. frontal:

„Aluminium“ = das Zeichen „Al“ im Periodensystem; „Fassade“ = „Front“. Wird „Al“ dahinter angebracht, entsteht „frontal“. „Stirnbezogen“ = frontal.

3. Hirnstamm:

„Baumstarkes Fundament“: Der starke Teil des Baums ist der Stamm. Denkorgan: „Hirn“.

13

HIRNNERVEN

PAARE BILDEN

HIRNNERV	FUNKTION
Riechnerv (I)	Überträgt Sinnesreize für den Geruchssinn.
Sehnerv (II)	Überträgt optische Reize.
Augenbewegungsnerv (III)	Verantwortlich für den Großteil der Augenbewegungen.
Gesichtsnerv (VII)	Steuert unsere mimischen Muskeln.
Hör-Gleichgewichtsnerv (VIII)	Überträgt akustische Reize und sorgt für Gleichgewicht.
Vagusnerv (X)	Der längste Hirnnerv. Sein Name kommt vom lateinischen Begriff für „umherschweifen".
Akzessoriusnerv (XI)	Lässt uns mit dem Kopf nicken und den Schultern zucken.
Unterzungennerv (XII)	Versorgt die Muskeln der Zunge, außer den Gaumen-Zungen-Muskel.

CHIFFREN-PAARE

1. a) 2

1. b) SIEBPLATTE

2. a) 12

2. b) GESICHT

3. a) 10 (die römische Ziffer X)

3. b) VAGUS

14

RÜCKENMARK

FEHLENDE BUCHSTABEN

1. CAUDA EQUINA
2. FILUM TERMINALE
3. ZERVIKAL und LUMBAL
4. GEHIRN
5. PIA MATER
6. SUBARACHNOIDALRAUM

BEDEUTUNGSWANDEL

1. Film (das „u“ aus „Filum“ entfernen)
2. Mate (das „r“ aus „mater“ entfernen)
3. Pisa (ein „s“ zu „Pia“ hinzufügen)
4. Master (ein „s“ zu „mater“ hinzufügen)

15

AUGE

GEHEIMER CODE

Bei der Verschlüsselung entspricht jede Zahl einem bestimmten Buchstaben. Die Zahlen ordnen die Buchstaben nach ihrer Reihenfolge im Alphabet, also: A = 1, B = 2, C = 3, und so weiter, bis Y = 25, Z = 26.
Die Ziffern müssen jedoch noch unterteilt werden.

1. 9-18-9-19: Iris

2. 18-5-20-9-14-1: Retina

3. a) 15-2-5-18-5-19 1-21-7-5-14-12-9-4: oberes Augenlid

3. b) 1-21-7-1-16-6-5-12: Augapfel

4 a) 10 11-12-5-18-1: Sklera

4. b) 3-15-18-14-5-1: Cornea

5. 19-9-5-25-14: Sieben

6. 16-21-16-9-12-12-5: Pupille

BEDEUTUNGSWANDEL

1. Linsen (ein „n“ zu „Linse“ hinzufügen)
2. anal (ein „k“ von „Kanal“ entfernen)
3. Gas (ein „l“ von „Glas“ entfernen)
4. Retsina (ein „s“ zu „Retina“ hinzufügen)

16

OHR

KREUZWORTRÄTSEL

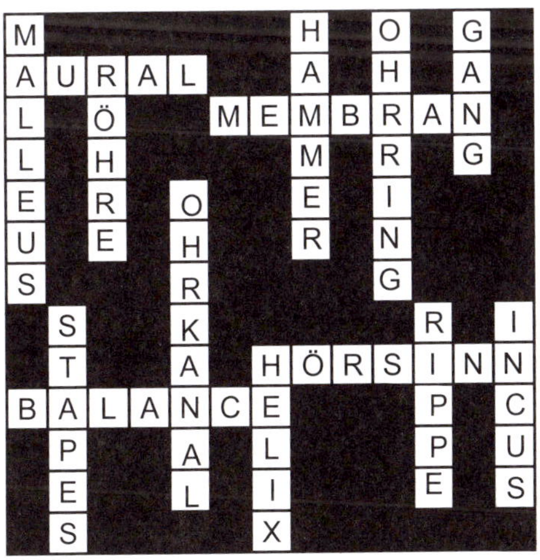

BEDEUTUNGSWANDEL

1. Hammer
2. Griffel
3. Vestibulum
4. Trommel

17

NASE

VERSTECKTE WÖRTER

1. Boden

(Bonobo, den er aus Holz geschnitzt hatte)

2. Geruch

(Tante Inge, ruchlos wie sie sein konnte)

3. Kolben

(mit Glykol benetzen)

4. Kiefer

(Internet-Junkie Ferdinand)

UM DIE ECKE DENKEN

1. Concha:

„Lateinisches Weichtier“ = Concha; „spanisches ‚und‘“ = con; „lateinamerikanischer Tanz“ = Cha-Cha-Cha – ein Drittel davon ist also „Cha“.

2. Atrium:

„Zentraler Raum“ = Atrium – befindet sich auch in der Nasenhöhle.

3. Septum:

„Der neunte Monat“ = September; Kurzform: Sept.; dazu ein Vorwort = „um“.

18

MUND

ALPHABETISCHER BUCHSTABENSALAT

1. ZWEIUNDDREISSIG

2. a) VERDAUUNG

b) KOMMUNIKATION

c) ATMUNG

3. BACKENMUSKEL

4. WURZELHAUT

BUCHSTABENDREIECKE

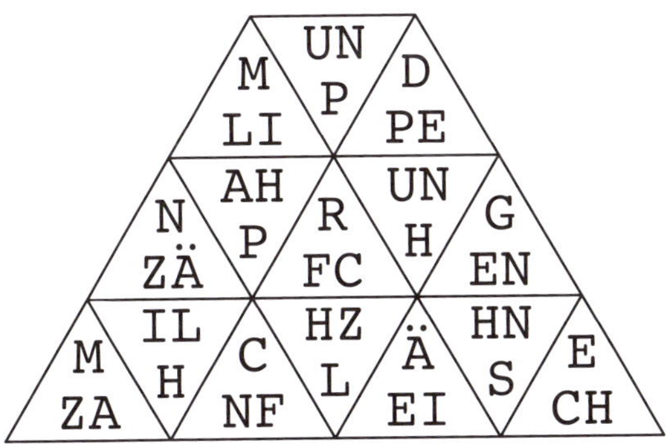

19

RACHEN UND KEHLKOPF

WORTFRAGMENTE

1. NASENHÖHLE
2. NASOPHARYNX
3. MUNDHÖHLE
4. OROPHARYNX
5. HYPOPHARYNX
6. KEHLKOPF
7. SPEISERÖHRE
8. LUFTRÖHRE

UM DIE ECKE DENKEN

1. Phonation:

„Ganzer Staat“ = Nation; alles dreht sich um eine „vietnamesische Suppe“ = Pho; Stimmbildung: Phonation.

2. Muskelschlauch:

„Wächst durch Krafttraining“ = Muskel; „langes, biegsames Rohr“ = Schlauch.

20

HERZ

HERZ-SUDOKU

1	3	5	6	2	4
4	2	6	3	5	1
2	5	1	4	6	3
6	4	3	5	1	2
3	6	2	1	4	5
5	1	4	2	3	6

NAME	*ANZAHL*
Herzspitze	*1*
Herzkammern	*2*
Schichten der Herzwand	*3*
Herzklappen	*4*
Herzräume	*4*
Vorhöfe	*2*

UM DIE ECKE DENKEN

1. Atrium:

„Im alten Rom zusammengestellt" = etwas, das es im alten Rom gab, und das zusammengestellt werden muss: „Timaru" ist ein Anagramm für Atrium.

2. Kammer:

„Werkzeug für die Haarpflege" = Kamm;
„Pronomen des Mannes" = er; und er sitzt in der stillen Kammer.

3. Vene:

Man findet das Wort durch „intensive Neugier" – es ist also im Satz selbst versteckt, das Blutgefäß, also die Vene.

21

LUNGE

RICHTIG ZUORDNEN

A. linker Lungenflügel

B. rechter Lungenflügel

C. Fissura obliqua

D. oberer Lungenlappen

E. Luftröhre

F. mittlerer Lungenlappen

FEHLENDE SELBSTLAUTE

1. TRACHEA
2. HERZ
3. BRONCHIEN
4. KNORPEL
5. ZWERCHFELL

UM DIE ECKE DENKEN

1. Luftröhre.

„Gasförmiger Atemstoff" = Luft; ein zylindrischer Hohlkörper dafür = Röhre, ergibt also Luftröhre.

2. Thorax.

„Donnergott" = Thor; Hackebeil ohne seinem Ende = Axt, aber ohne dem letzten Buchstaben. Also Thor + Ax = Thorax – der sich zwischen Hals und Bauch befindet.

3. Lunge.

„Ein dünner Sack, der sich mit Atemluft befüllt" = Lunge.

22

LEBER

CHIFFREN-PAARE

1. a) 1 b) Ligamentum falciforme, um 1 verschieben

2. a) 4 b) Zwerchfell, um 4 verschieben

3. a) 2 b) hepatisch, um 2 verschieben

UM DIE ECKE DENKEN

1. Lappen:

„Flächiger, hängender Teil eines Organs“ = Lappen.

2. Gallenblase:

„Runder Hohlraum“ = Blase; „Bosheit“ = Galle; ergibt: Gallenblase.

3. Fortsatz:

„Befestigungsanlage“ = Fort; „sprachliche Einheit“ = Satz; kombiniert man beides, erhält man die Verlängerung (eines Organs), also den Fortsatz.

23

MILZ

BUCHSTABENDREIECKE

ALLES IM BILD

1. dreimal 2. Bauchspeicheldrüse

3. Pfortader – Pforte 4. Bauchspeicheldrüse 5. Pfortader

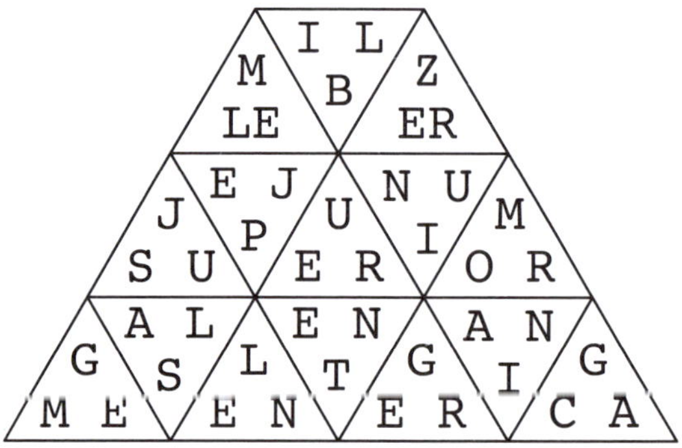

UM DIE ECKE DENKEN

1. Duodenum:

„Ein Paar“ = Duo; „Jeansstoff“ = Denim, aber das „i“ wird zu „u“ – ergibt „Denum“; stellt man das Paar vor das andere Wort, erhält man „Duodenum“.

2. Milz:

„Ein kurzdienendes Volksheer“ = Miliz; aber der „Vorletzte“ fehlt, also der vorletzte Buchstabe (das zweite „i“ – ergibt „Milz“.

3. Ileum:

„Ein anderer Name für Troja“ = Ilium – aber in der Mitte verändert. Es gehört also ein anderer Buchstabe in die Mitte, und zwar ein „e“: Ileum.

24

BAUCHSPEICHELDRÜSE

BUCHSTABEN LÖSCHEN

1. PANKREASGANG
2. DUODENUM
3. ENDOKRINER
4. MILZ
5. a) GALLENGANG b) PANKREASGANG

PANKREAS-PAARE

Das Paar Nr. 3 passt nicht zu den anderen. Der Kopf und der Hakenfortsatz liegen nebeneinander, während die anderen Paare in der Bauchspeicheldrüse nicht aneinanderliegen.

UM DIE ECKE DENKEN

1. Schwanz:

Ein „Anhängsel“, das oft an einem Hinterteil zu finden ist = Schwanz, in diesem Fall der Pankreasschwanz.

2. Gallengang:

„Bitter“ wie Galle und ein „Korridor“ kann auch als Gang bezeichnet werden. Ergibt den Gallengang.

25

MAGEN

EXTRA BUCHSTABENSALAT

1. Pylorus 2. Antrum

3. Korpus 4. Cardia 5. Fundus

WORTSUCHE

C	A	R	K	E	U	R	O	L
I	H	D	S	L	S	K	O	Y
S	A	I	U	D	U	S	R	P
-	W	I	M	S	O	U	P	M
E	K	N	E	S	D	E	R	U
L	N	K	I	L	H	N	T	N
G	E	U	R	V	C	U	M	A
R	G	A	M	A	S	E	A	G
O	S	S	E	T	U	R	R	U

1. Cardia
2. His-Winkel
3. große Magenkurvatur
4. Rugae
5. Schließmuskel
6. Duodenum
7. Antrum
8. Pylorus
9. Korpus

UM DIE ECKE DENKEN

1. Antrum:

„Englische Ameise“ = ant, „Branntwein“ = Rum, „Unterer Teil des Magens“ = Antrum.

2. Fundus:

„Requisitenabteilung“ = Fundus, „Bereich unterhalb des Zwerchfells“ = Fundus.

26

NIERE

KREUZWORTRÄTSEL

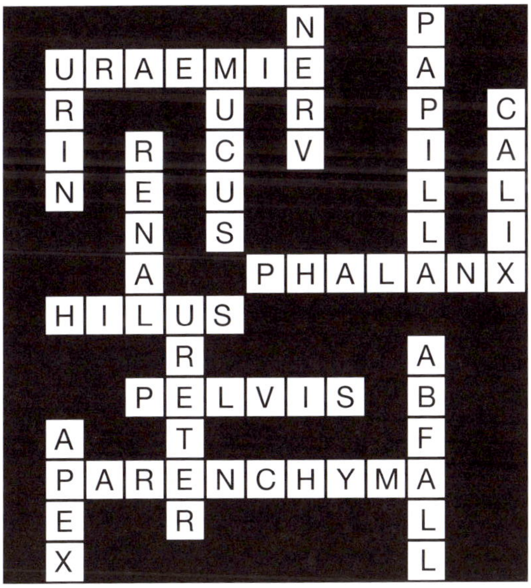

UM DIE ECKE DENKEN

1. Ureter:

„ur“ = „Auerochse“; „Narkose ohne ‚h‘“ = Eter; „in der Mitte gefunden“ = Ureter.

2. medialer Rand:

„Spiegellinsenfernrohr“ = Medial, „ein Mann“ = er, „Kante“ = Rand.

27

DÜNNDARM

GEHEIMER CODE

Das Verschlüsselungssystem ist eine Buchstaben-Zahlen-Chiffre, bei der jedem Buchstaben des Alphabets eine fortlaufende Zahl zugeordnet ist, sodass A = 1, B = 2, C = 3 und so weiter bis Y = 25, Z = 26.
Es liegt an Ihnen, die Ziffern in ihre Bestandteile zu zerlegen.

1. a) 4-21-15-4-5-14-21-13: Duodenum

b) 10-5-10-21-14-21-13: Jejunum c) 9-12-5-21-13: Ileum

2. 22-1-19-1 18-5-3-20-1: Vasa recta

3. a) 9-12-5-21-13: Ileum b) 3-15-12-15-14: Colon

4. 4-21-15-4-5-14-15-10-5-10-21-14-1-12 6-12-5-24-21-18-5: Duodenojejunal flexure

EIN AUGE FÜRS DETAIL

1. Caecum
2. Ileocoecalklappe – „leo“, in „ileocaecal“ gefunden, ist das fünfte Zeichen des Tierkreises.

UM DIE ECKE DENKEN

1. Leber:

„Großes Organ“ = Leber; „Sticker“ = „Aufkleber“, der, wenn er von seinen ersten Buchstaben „befreit“ wird, „Leber“ offenbart.

2. Magen:

„Dame, die im Auftrag der Regierung unterwegs ist“ = Geheimagentin; Mitte von „Gehei-magen-tin“ = Magen.

28

DICKDARM

BUCHSTABENSALAT

1. Appendix
2. Leberflexur
3. Aufsteigendes Kolon
4. Milzflexur
5. Sigma

MATHEMATIKRÄTSEL

KATEGORIE	ZIFFER
Anzahl der Abschnitte des Dickdarms	4
Zahl der Beschriftung des aufsteigenden Kolon	6
Zahl der Beschriftung des absteigenden Kolon	10
Grad der Kurve der Leberflexur	90
Länge des Dickdarms (m)	1,5

Die Gleichungen 1 und 3 sind richtig, die Gleichungen 2 und 4 sind falsch.

1. $4 + 6 = 10$
2. $(90 + 1.5) \times 2 \neq 180$ (sollte 183 sein)
3. $4 \times 1.5 = 6$
4. $90 \div 10 \neq 4$ (sollte 9 sein)

29

GEBÄRMUTTER

DIE ELEMENTE DES KÖRPERS

In diesem Code ist jede Zahl durch das Symbol für das Element der entsprechenden Ordnungszahl zu ersetzen, also zum Beispiel 1 = H (für Wasserstoff).

1. Ovar – O V Ar
2. Corpus – C O (R) (P) S
3. Vaginal – V Ag In Al
4. Hysterektomie – H Y S Te Re K (T) O (M) I (E)

UM DIE ECKE DENKEN

1. Ovar:

„Kessel zur Teezubereitung“ = Samovar; „berühmter Onkel“ „ Uncle Sam“; Samovar ohne Sam = Ovar..

2. Vagina:

„hier für das schnelle Auffinden hilfreich“ = Pagina; „V“ statt „P“ = Vagina

30

PENIS UND HARNRÖHRE

ALPHABETISCHER BUCHSTABENSALAT

1. a) WURZEL b) SCHAFT c) EICHEL

2. GLANS PENIS

3. CORPORA CAVERNOSA PENIS

4. VORHAUT (PRÄPUTIUM)

5. BULBUS PENIS

6. HARNRÖHRENSCHWELLKÖRPER

BEDEUTUNGSWANDEL

1. Speichel

(ein „Sp“ zu „Eichel“ hinzufügen)

2. Föhre

(ein „R“ durch „F“ ersetzen)

3. Sprenkel

(das „Sch“ durch „Sp“ ersetzen)

4. Vase

(ein „e“ zu „Vas“ hinzufügen)

31

BLASE

FEHLENDE SELBSTLAUTE

1. OVAL
2. BAUCHNABEL (UMBILICUS)
3. a) RECHTER URETER
   b) LINKER URETER
4. a) ZWISCHENSPEICHERUNG VON URIN
   b) AUSSCHEIDUNG VON URIN
5. MUSCULUS DETRUSOR VESICAE

WORTFRAGMENTE

1. URETER
2. ÖFFNUNG DER URETER
3. BLASENDREIECK
4. INTERNE HARNRÖHRENMÜNDUNG
5. HARNRÖHRE

32

BECKENBODEN UND DAMM

FEHLENDE BUCHSTABEN

1. a) LEVATOR ANI b) COCCYGEUS
2. PCENTRUM TENDINEUM PERINEI
3. DIAPHRAGMA PELVIS
4. REKTUM

VERSCHLÜSSELTE WÖRTER

Anus; Vagina; Sphinkter; Analdreieck; Beckenhöhle; Gluteus maximus; Schambeinfuge.

Der Nummern-Buchstaben-Code ist wie folgt:

1	2	3	4	5	6	7	8	9	10	11	12	13	14	15	16	17	18	19	20
N	L	C	S	Ö	H	G	B	D	U	M	X	E	V	I	A	T	R	K	F

33

NERVENSYSTEM

BEDEUTUNGSWANDEL

1. Cello

(ein „C“ und ein „o“ bei „Zelle“ austauschen)

2. Marke

(ein „e“ für „Mark“ entfernen)

3. Rohr

(ein „R“ zu „Ohr“ hinzufügen)

KREUZWORTRÄTSEL

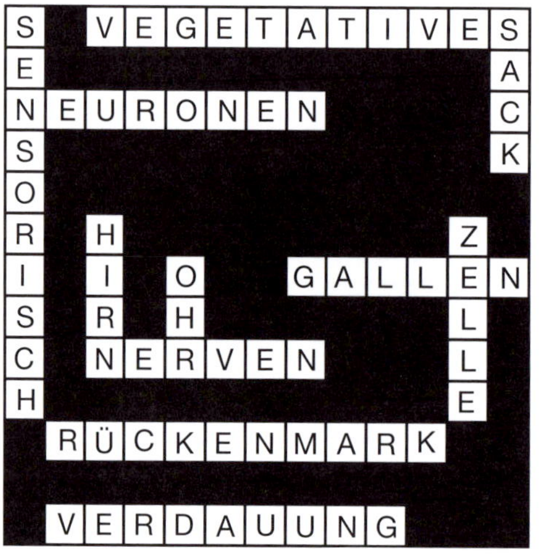

34

LYMPHSYSTEM

BUCHSTABENDREIECKE

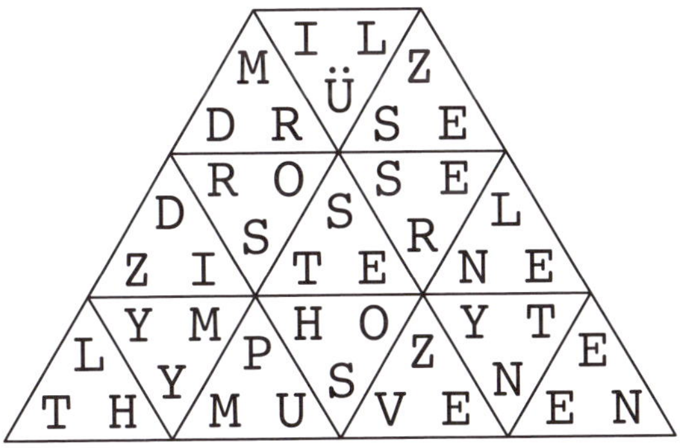

FEHLENDE BUCHSTABEN

1. STERNUM

2. a) GAUMENMANDELN b) RACHENMANDELN

3. LYMPHKNOTEN

4. a) MILZ b) THYMUSDRÜSE

5. DUCTUS THORACICUS

35

HAUT (INTEGUMENTSYSTEM)

BEZEICHNENDE ANAGRAMME

1. Nerve
2. Dermis
3. Fettgewebe
4. Schweißdrüse
5. Meissner-Tastkörperchen
6. Talgdrüse
7. Epidermis
8. Haaraufrichtemuskel

WORTSUCHE

→	E	P	I	D	E	N
S	I	M	R	E	T	H
H	S	L	E	I	S	A
Y	I	O	Z	I	T	U
P	M	N	Y	O	A	T
O	R	A	T	N	L	I
D	E	L	E	M	O	S

1. Epidermis 2. Hypodermis 3. Leistenhaut 4. Isolation 5. Melanozyt

36

BLUTKREISLAUF

GEHEIMER CODE

Das Chiffriersystem ist eine Buchstaben-Zahlen-Chiffre, bei der jedem Buchstaben des Alphabets eine fortlaufende Nummer zugewiesen wird, die sich rückwärts durch das Alphabet arbeitet, also A = 26, B = 25, C = 24 und so weiter bis Y = 2, Z = 1, wobei die Umlaute nicht extra chiffriert werden (Ä = A etc.).

Es liegt an Ihnen, die Ziffern in ihre Bestandteile zu zerlegen.

1. 23-18-22 20-9-12-8-8-7-22 26-9-7-22-9-18-22: die größte Arterie

2. 21-6-13-21: fünf

3. a) 15-6-13-20-22-13-16-9-22-18-8-15-26-6-21: Lungenkreislauf

3. b) 16-12-9-11-22-13-16-9-22-18-8-15-26-6-21: Körperkreislauf

3. c) 16-12-9-12-13-26-9-16-9-22-18-8-15-26-6-21: Koronarkreislauf

3. d) 11-12-9-7-26-15-16-9-22-18-8-15-26-6-21: Portalkreislauf

4. 16-26-11-18-15-15-26-9-22-13: Kapillaren

5. 18-13-21-22-9-18-12-9 5-22-13-26 24-26-5-26: Vena cava inferior

BEDEUTUNGSWANDEL

1. cava
2. Ductus
3. Luftröhre
4. Rippenfell

Register

ÜBER DIE AUTOREN

Dr. Gareth Moore ist der Autor von mehr als 200 Rätsel- und Gehirntrainingsbüchern für Kinder und Erwachsene, darunter *The Ordnance Survey Puzzle Book*, *The Penguin Book of Puzzles* und *The Art Puzzle Book*. Er ist außerdem Direktor der World Puzzle Federation, die die Rätselweltmeisterschaften ausrichtet, und Direktor der UK Puzzle Association. Mehr finden Sie online unter www.DrGarethMoore.com.

Professor Gabrielle M. Finn ist Vizedekanin für Lehren, Lernen und Studierende an der Fakultät für Biologie, Medizin und Gesundheit der Universität Manchester und Professorin für medizinische Ausbildung. Sie hat die Bücher *30-second Anatomy* und *30-second Medicine* herausgegeben und ist Mitherausgeberin der Zeitschriften *BMC Medical Education* und *Anatomical Sciences Education.*

BILDNACHWEIS

Alle Abbildungen stammen aus *Anatomy of the Human Body* von Henry Gray, F.R.S (1918) und *Anatomy Descriptive and Surgical* von Henry Gray, F.R.S (1905), abgesehen von den folgenden: 52, 60, 63 left, 86, 112, 115, 116, 119, 128, 131, 136, 138 Getty images / ilbusca; 55 Stocktrek Images, Inc. / Alamy Stock Photo; 122 Shutterstock / Peter Hermes Furia; 144, 146 Patrick Guenette / Alamy Stock Vector

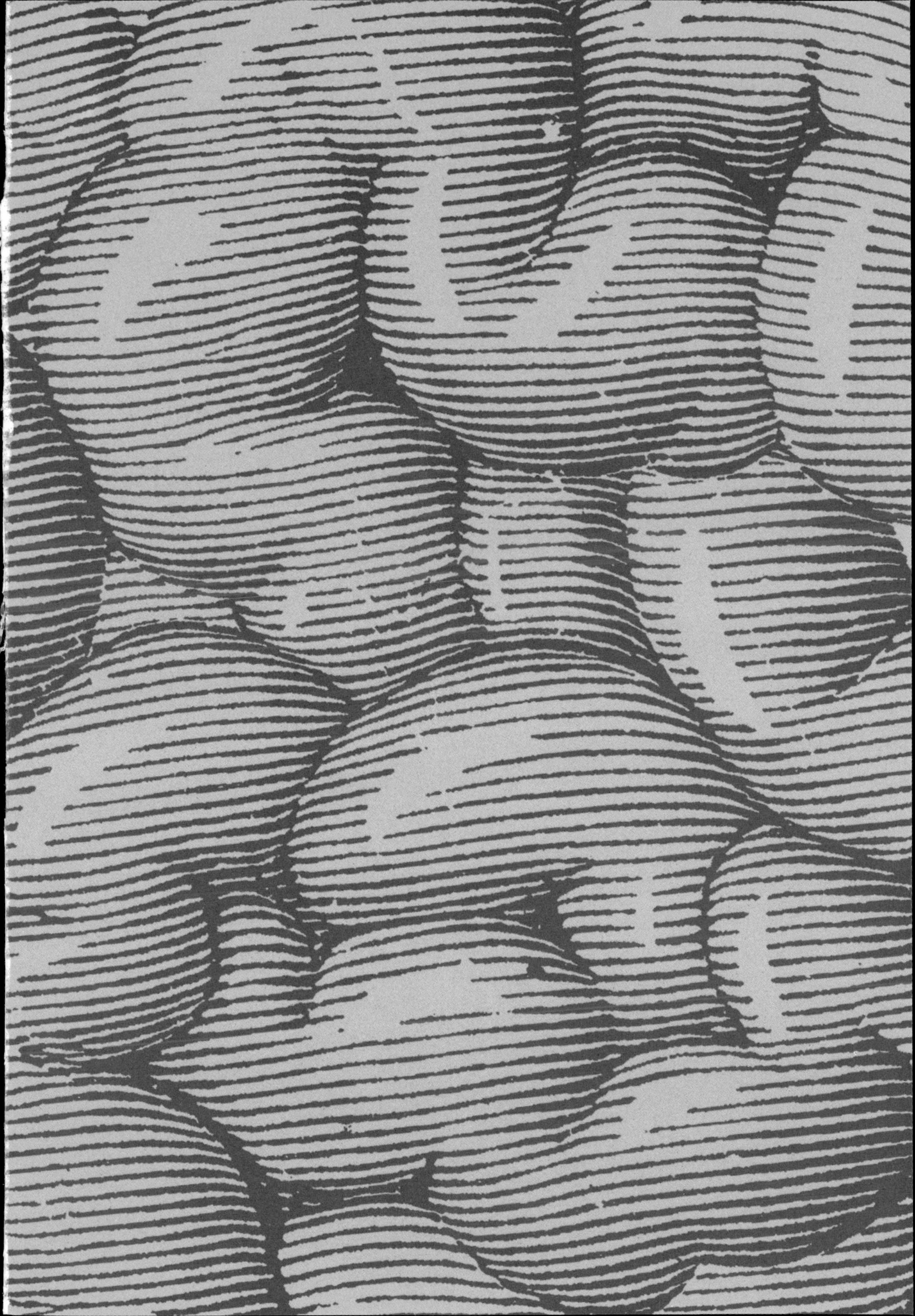

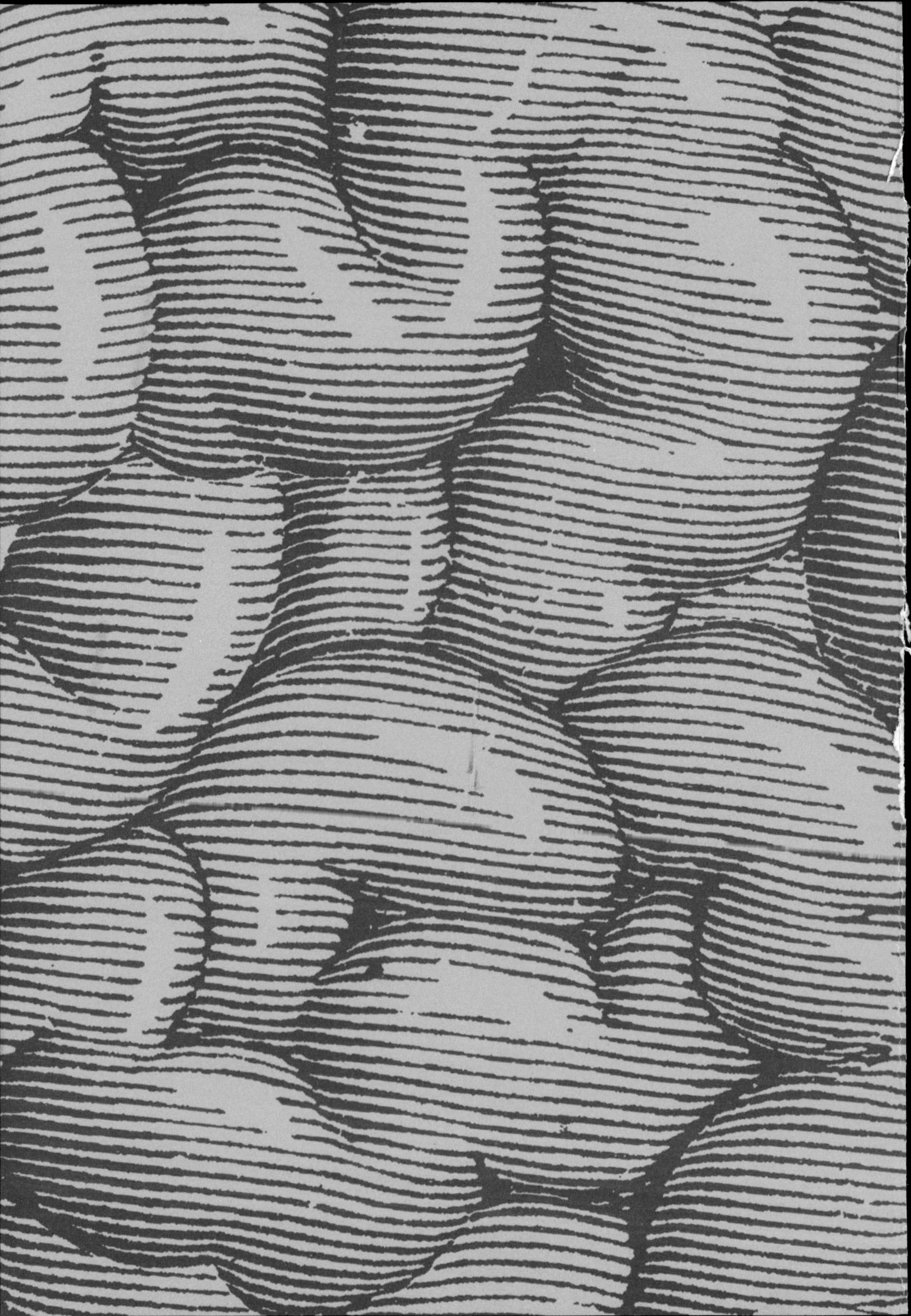